外科医のための
インフェクション
コントロール

編著 **森兼啓太**
山形大学医学部附属病院検査部部長/感染制御部部長

著 **清水潤三**
大阪労災病院肝胆膵外科部長

小林美奈子
三重大学大学院医学系研究科生命医科学専攻
先進医療外科学講座先端的外科技術開発学講師

中外医学社

序

　外科手術は，患者さんに大きな身体的負担（侵襲）を伴うものであり，様々な合併症のリスクが伴う．術後合併症のなかでも，感染症はその頻度や重大さにおいて，筆頭にあげられる「厄介物」と言えるのではないだろうか．

　「感染症内科」という標榜を掲げている病院が増えてきている．しかし，「感染症外科」という標榜科は聞いたことがない．では，感染症は内科医が診るべき疾患であり，外科医は知らなくてもよいものだろうか？　そんなはずはないことは，外科医自身が一番よく知っている．外科医は，術後感染症という厄介物にしょっちゅう悩まされるのだから．

　術後感染症をゼロにすることはできない．世界中どこに行っても，術後感染症のない外科医療は存在しない．しかし，それを減らすこと，限りなくゼロに近づけることはできる．それこそが感染制御，すなわち本書のタイトルにある「インフェクションコントロール」である．

　第1章では感染制御の基本，第2章では術後感染症の予防，第3章では治療にも踏み込みつつ感染制御の視点からみた抗菌薬と耐性菌について，それぞれ1名の著者が書き下ろした．外科医の皆さんに関心を持って頂けるよう，極力外科に関連した内容となっている．内科的感染症に関する説明は，他書をご参照願いたい．また，どの章から読んで頂いても構わない．

　本書が，皆さんの大切な患者さんを術後感染症から守り，その結果として外科医としての本来の仕事である外科手術になるべく多くの時間を使えることに，少しでも役に立てば幸いである．

　　　　　2016年3月

　　　　　　　　　　　　　　　山形大学医学部附属病院検査部/感染制御部

　　　　　　　　　　　　　　　　　　　　森 兼 啓 太

目　次

1章　感染症の基本　〔森兼啓太〕

A. 感染経路，感染予防策 …………………………………… 2
　　はじめに ……………………………………………………… 2
　　伝播する疾患としての感染症 ……………………………… 3
　　感染症の伝播経路 …………………………………………… 3
　　経路別予防策 ………………………………………………… 4

B. 標準予防策 ………………………………………………… 6
　　はじめに ……………………………………………………… 6
　　経路別予防策との関連 ……………………………………… 7
　　標準予防策という考え方の必要性 ………………………… 7
　　標準予防策 は，標準的な予防策 ではない ……………… 8
　　患者の体の中で，病原体を多く含む物質や部位 ………… 9
　　体の部位の中で，外からの病原体の侵入に対して弱い場所 ……… 10
　　医療従事者が病原体の運び屋にならないためには
　　　どうすればよいか ………………………………………… 10

C. 手指衛生 …………………………………………………… 12
　　はじめに ……………………………………………………… 12
　　手指衛生とは ………………………………………………… 12
　　手指衛生の必要性 …………………………………………… 13
　　手指衛生の父：ゼンメルワイス …………………………… 14
　　手指衛生のエビデンス ……………………………………… 15
　　手指衛生の方法 ……………………………………………… 16
　　アルコールで手荒れ？ ……………………………………… 18
　　実施率・遵守率 ……………………………………………… 19
　　5つのタイミングを理解する ……………………………… 20

おわりに：手指衛生は永遠の課題 ………………………………… 21

D．個人防護具 ………………………………………………………… 23
　　　はじめに ……………………………………………………………… 23
　　　個人防護具の種類 …………………………………………………… 23
　　　正しい着用 …………………………………………………………… 27

E．針刺し切創・血液体液曝露予防 ……………………………… 30
　　　はじめに ……………………………………………………………… 30
　　　針刺しによる感染症の伝播 ………………………………………… 30
　　　針だけではない：血液体液粘膜曝露の恐ろしさ ………………… 31
　　　珍しいことなのか？　HCV職業感染 …………………………… 32
　　　伝播する病原体 ……………………………………………………… 32
　　　HCV以外の職業感染の現状 ……………………………………… 33
　　　職業感染は労務災害 ………………………………………………… 34
　　　針刺しの推定件数 …………………………………………………… 35
　　　防止できる針刺し …………………………………………………… 35
　　　ゼロにすべき針刺し：使用後 ……………………………………… 38
　　　血液体液の粘膜曝露 ………………………………………………… 38

2章　術後感染症の予防　〈清水潤三〉

A．リスク因子 ………………………………………………………… 42
　　　SSIのリスク因子 …………………………………………………… 42
　　　リスクインデックス ………………………………………………… 42
　　　対応可能なリスク因子と対応不可能なリスク因子 ……………… 43

B．各種予防策（CDCガイドラインの項目を中心に） ……… 44
　　　術前 …………………………………………………………………… 44
　　　術中 …………………………………………………………………… 46
　　　手術後の創処置 ……………………………………………………… 47
　　　サーベイランス ……………………………………………………… 48

C. 術前：禁煙，血糖コントロール，除毛，シャワー浴 …… 49
- 禁煙 …… 49
- 術前の血糖コントロール …… 49
- 除毛 …… 50
- シャワー浴 …… 50

D. 術中：術野の清潔操作，外回りの清潔操作，手袋，ガウン，覆布 … 52
- 術野の清潔操作 …… 52
- 外回りの清潔操作 …… 52
- 手袋 …… 53
- ガウンと覆布 …… 54

E. 術後：ドレーンの管理，創の管理 …… 57
- ドレーンの管理 …… 57
- 創の管理 …… 61

F. 洗浄・消毒・滅菌 …… 63

G. 注目される新たな対策：保菌患者の除菌，正常体温，高濃度酸素，抗菌縫合糸 …… 65
- MRSA 保菌患者の対策 …… 65
- 正常体温 …… 66
- 高濃度酸素 …… 67
- 抗菌縫合糸 …… 67

H. SSI サーベイランス …… 69
- SSI の定義 …… 69
- SSI の診断に困るもの …… 72
- ■ SSI サーベイランス …… 72
  - サーベイランスの対象決定 …… 72
  - サーベイランスの実施期間 …… 73
  - 収集する項目と収集方法 …… 73

データ活用方法……………………………………………………… 75
　　対象部署の理解と協力の獲得……………………………………… 75
　　データ収集しケース判定を行う…………………………………… 76
　　感染率の算出とベンチマーキングを行う………………………… 77
　　ベースラインを明らかにする……………………………………… 77
　　プロセスサーベイランスを通して対策を評価する……………… 78
　　フィードバック……………………………………………………… 78

3章　抗菌薬と耐性菌　　　　　　　　　　〈小林美奈子〉

A. 抗菌化学療法の基本 ……………………………………………… 82
　　抗菌薬使用の目的を明らかにする………………………………… 82
　　抗菌薬選択のポイント……………………………………………… 82
　　感染原因菌の検索を可能な限り行う……………………………… 83
　　抗菌薬投与3～4日後には必ず効果判定を行う ………………… 83
　　培養結果，薬剤感受性結果をもとに標的治療に切り替える…… 83

B. 抗菌薬の種類 ……………………………………………………… 85
　　ペニシリン系………………………………………………………… 85
　　セフェム系…………………………………………………………… 86
　　キノロン系…………………………………………………………… 88
　　カルバペネム系……………………………………………………… 90
　　アミノグリコシド系………………………………………………… 91
　　マクロライド系およびリンコマイシン系………………………… 92
　　ST合剤およびテトラサイクリン系，メトロニダゾール ……… 92
　　グリコペプチド系およびオキサゾリジノン系，ダプトマイシン
　　（抗MRSA薬）……………………………………………………… 93

C. 抗菌薬のはじめ方，やめ方 ……………………………………… 96

D. 予防抗菌薬 ………………………………………………………… 99
　　予防抗菌薬の目的…………………………………………………… 99

予防抗菌薬の選択……………………………………………… 99
　　投与タイミング………………………………………………… 101
　　投与量・再投与………………………………………………… 102
　　投与期間………………………………………………………… 103

E．薬剤耐性菌 ………………………………………………… 106
　　MRSA（メチシリン耐性ブドウ球菌）……………………… 108
　　ESBL（ESBL産生グラム陰性桿菌）………………………… 108
　　MDRP（多剤耐性緑膿菌）…………………………………… 109
　　CRE（カルバペネム耐性腸内細菌科細菌）………………… 109

索引………………………………………………………………… 113

Chapter 1 感染症の基本

Infection Control for Surgeon

A 感染経路，感染予防策

Summary

- ▶ 感染症は伝播する（うつる）ことが特徴であるが，その経路は疾患・病原体によって決まっている．
- ▶ 医療現場で問題になる伝播経路は，接触感染，飛沫感染，空気感染である．
- ▶ これらの伝播経路を遮断する対策を，それぞれ接触予防策，飛沫予防策，空気予防策とよぶ．

はじめに

　感染症は，医学の進歩とともにその原因や治療法が解明されていき，先進国では少なくとも主要な死因ではなくなっている．1950年の日本の死因の上位を占めた結核，下痢症はいまや上位10疾患にもあがらず，感染症は過去の病気のようにもみえる．

　しかし，多くの外科医は術後感染症に苦労したことが一度や二度ではないのではなかろうか？　手術そのものは順調に終了し，術後経過も当初は良好であった患者が，何らかのきっかけで術後感染症をきたし，徐々に全身状態が悪化し，最終的には不幸な転帰をとった事例を経験していない外科医はいないだろう．

　入院中の患者に発生する感染症の問題は，外科だけではない．成人・小児・新生児集中治療室入室中の患者や血液内科や膠原病内科の患者をはじめとして，免疫不全状態にある患者でも様々な感染症が発生し，原疾患の治療にも大きな支障をきたすことがある．

　感染症に関する基本的な理解は，感染症の治療を専門としない外科医であっても，必須なのである．

伝播する疾患としての感染症

　外科系に入院する患者で，感染症の治療を目的としているケースも少なからずあるだろう．消化器外科領域では虫垂炎，憩室炎，消化管穿孔による腹膜炎などがあげられる．心臓血管外科領域では心内膜炎，整形外科領域では関節炎や脊椎炎，硬膜外膿瘍などがあげられる．しかしこれらは，それぞれの科の主要な疾患ではない．外科系医師が通常対峙する感染症はその多くが，術後合併症としての感染症である．

　そのような感染症は，なぜ発生するのだろうか？　先ほど述べた，免疫不全状態にある患者の場合をみてみよう．患者の消化管や口腔内などには多数の細菌が存在する．免疫状態が正常であれば，これらの病原体が患者に感染症を起こすことはまずない．しかし免疫不全状態になり，腸管粘膜が障害され，腸内細菌が血流に入り感染症（敗血症）をきたすことをしばしば経験する．このような感染症の制御（コントロール）は非常に困難であり，血液内科の医師達は日々苦労が絶えない．

　これに対して，患者がもっていない病原体による感染症はどうだろうか？例えば，術後患者で輸液を必要とする際には，中心静脈や末梢静脈にカテーテルを挿入し，輸液を行う．これらのルート（ライン）から細菌が入ると，血流感染症が生じうる．そのような症例を経験した外科医も少なくないであろう．この細菌はどこからきたか？　多くの場合，それは患者の皮膚の常在菌か，医療従事者の手指，および患者の療養環境（から医療従事者を介して）である．

　これらの細菌は，その本来の場所にある限り，無害である．それを有害にしてしまったのは，我々医療従事者の責任である．このような感染症を少しでも防ぎ，術後患者の合併症を少しでも減らすのが「感染制御」あるいは「感染対策」とよばれる領域の考え方である．

感染症の伝播経路

　では，感染症やその原因である病原体は，どのようにして伝播していくのだろうか？

　先ほどの例だと，医療従事者の手指を介して，つまり接触による伝播をイメージできたことだろう．これを接触感染とよぶ．

　感染症の伝播経路には様々なものがあるが，医療現場で問題になる経路は

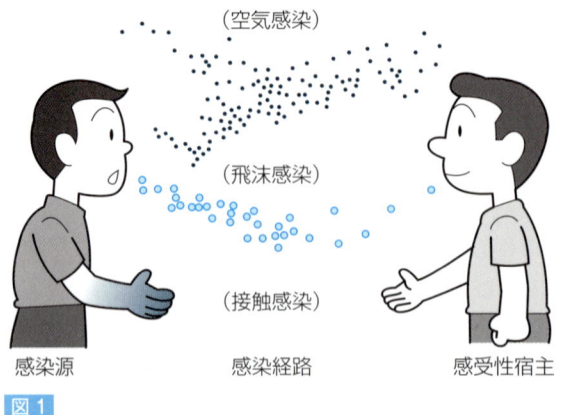
図1

以下の3つである（図1）.

- **接触感染**：接触を介して病原体が伝播していく．大部分の病原体，感染症がこの経路をとる
- **飛沫感染**：飛沫（くしゃみや咳をした際に出るしぶき）を介して病原体が伝播する．インフルエンザ，風疹などのウイルス感染症がこの経路をとる．
- **空気感染**：飛沫核感染ともよばれる．飛沫核（非常に小さな粒子．通常，直径 $5\mu m$ 未満の大きさのものを指す．$5\mu m$ 以上は飛沫とよぶ）を介して病原体が伝播する．結核や麻疹が代表的．

経路別予防策

　上で述べた3つの感染経路をそれぞれ遮断する方法を，経路別予防策とよぶ．接触感染の予防策を「接触予防策」，他も同様に飛沫予防策，空気予防策とよぶ．

　接触感染の予防策として，接触しないことが予防策になるが，それでは医療者としては仕事にならない．接触感染を起こさないように接触することが，接触予防策である．具体的には，MRSA（メチシリン耐性黄色ブドウ球菌．数種類の抗MRSA薬以外は効果がない）をもっている患者に対する診察や処置やケアをする際に手袋やガウンを用いる，患者を個室に収容する，などの対策をとる．

　飛沫予防策は比較的単純である．飛沫は大きな粒子であり，サージカルマ

スクに使用されている不織布を通過しないので，医療者はサージカルマスクを着用する．また，飛沫の飛行（到達）距離は約 2m なので，患者同士の感染伝播を防止するためには互いに 2m 以上離す．理想的には患者を個室に収容する．一方，2m の距離が取れない場合でもカーテンやついたてなどの遮蔽物でもある程度の防御は可能である．

空気予防策は，飛沫核による感染を防ぐことである．患者を個室に収容し，飛沫核を外に漏らさないよう部屋は陰圧とする．その部屋に入って患者の診療やケア，処置を行う医療従事者などは N95 レスピレータとよばれる微粒子防護用のマスクを着用する．

ワンポイントアドバイス

Q1 結核を疑う患者が入院してきた．結核は空気感染（飛沫核感染）するので，空気予防策を取るべく部屋を探したが，陰圧個室は病院に 1 つしかなく，すでに使われている．こんな時どうしたらいいの？

A1 陰圧でない個室でも，部屋の開閉を最小限にすることで空気感染をかなりの程度防ぐことができる．まずは患者を個室に収容し，診断によっては結核専門施設（陰圧個室をたくさん持っている）への転院を考慮しよう．

Q2 飛沫感染の予防策はサージカルマスクとされているが，眼の粘膜に付着した飛沫には感染性はないの？

A2 議論の分かれるところではあるが，一般的には眼の粘膜を介した飛沫感染は非常に起こりにくいと考えられている．

〈森兼啓太〉

B 標準予防策

Summary
- ▶感染症のある，なしにかかわらず実施すべき最低限の感染予防策が標準予防策である．
- ▶手指衛生と各種個人防護具の使用，血液体液曝露防止が中心である．
- ▶「標準的な予防策」とは異なる．
- ▶転ばぬ先の杖，と考えるとわかりやすい．

はじめに

　前章では，感染症，およびその患者への対策を述べた．その前提は，患者が感染症にかかっている，あるいは感染症の病原体をもっている，ということであった．しかし，そうであるかどうかの見分けは，はたして簡単にできるのだろうか？

　感染症の診断が容易な例として，このようなケースがあげられる．

> ▶例1　ある年の2月，内科外科一般当直のアルバイト先．39℃の発熱と咽頭痛を主訴とする患者が来院．症状は昨日の夜ごろから現れた，と患者は言う．季節は冬である．インフルエンザを疑い，迅速診断キットによる検査を行った．結果はA型陽性であった．

　では，次のようなケースはどうだろうか？

> ▶例2　ある年の5月，所属施設の外科外来．胃がん術後2年の75歳の患者が定期的フォローアップのために予約受診．調子はいかがですか？　と聞くあなたに，「5日ほど前から熱があり，何となくだるいんです」と患者．体温38℃，白血球数やCRPは基準値より若干高値．理学的所見に異常を認めず．さて，何の熱だろう……

例2は，感染症だとしても，急性上気道炎やインフルエンザなどのウイルス性感染症，肺炎など様々な疾患が考えられる．そもそも，発熱の原因は感染症ではないかもしれない．

経路別予防策との関連

A項で説明した3つの経路別予防策（接触予防策，飛沫予防策，空気予防策）を確実に実施していれば，感染症の伝播は起こらない．しかしそれは，すでに感染症であると「わかっている」患者に対してのみあてはまる．

感染症の診断のプロセスを考えてみよう．患者を診察して，発熱，悪寒戦慄，咳，疼痛，圧痛，膿瘍などの全身および局所症状からまず感染症を疑い，各種検査を行って感染症の部位と起因病原体を同定する．

部位の同定は，理学的所見などから比較的容易である．一方，起因病原体はどうだろうか？ 病原体は肉眼では見えないため，検査を実施しなければわからない．患者が，「私はMRSA感染症です」という看板をぶら下げてやってくるわけでもなく，膿瘍をじっとみつめてもMRSAかどうかわかるわけがない（熟練した検査技師は，その匂いだけで病原体をある程度言い当てられるというが）．

そうすると，どの病原体による感染症かがわかっているという前提で考えられている経路別予防策を講じることができるのは，少し後になってからであることがおわかりいただけるであろう．

標準予防策という考え方の必要性

あなたの外来を，咳を主訴とする患者が受診したとする．その患者は結核に罹患しているかもしれないし，インフルエンザかもしれないし，単に喉が乾いているだけかもしれない．理学的所見や病原体検査などを進めていくと，最終的にはどれなのかがわかるが，診察の時点ではほとんど何もわからない．この時，あなたはどんな感染防御策をとるか？ 常に結核の可能性を想定し，N95レスピレータを装着するだろうか？ 何もしないだろうか？

この問題には，経路別予防策の考え方では答えが出ない．それに答えるためには，別の考え方をする必要がある．

かといって，すべての患者，すべての場面においてあらゆる感染症の伝播を防止する対策を取ることは，あまりにも非現実的である．感染症の伝播経

路は前章で述べた「接触感染」「飛沫感染」「空気感染」の3つが主であるが，あらゆる患者に対してあらゆる感染症の存在を想定するなら，これら3つを常に講じなければならない．これではそれこそ仕事にならないだろう．

俗に言う，「常に最悪の事態を想定して行動する」を感染症にあてはめると，「どの患者，どの医療従事者，もっといえば世の中の全ての人がどんな感染症に罹患しており，病原体を自分に伝播させるリスクを持っているかわからない．だから自分は常に全ての経路別予防策を取る」ということになってしまう．

これを実現するためには，常にN95レスピレータを装着し，ガウンやエプロンと手袋を装着していなければならない．しかしこれがあまりにも非現実的であることは明らかであろう．常に最悪を想定するとまではいかないまでも，現実的な感染対策の落としどころはどこにあるのだろうか？

そこで，以下の3点を重視することにより，患者と医療従事者の間，あるいは医療従事者を介した感染症の伝播を防止するための最低限の対策を示したのが標準予防策である．その3点とは，
(1) 患者の体の中で，病原体を多く含む物質や部位はどこか
(2) 患者および医療従事者の体の部位の中で，外からの病原体の侵入に対して弱い部位はどこか
(3) 医療従事者が病原体の「運び屋」にならないためにはどうすればよいか

である．

標準予防策 は，標準的な予防策 ではない

標準予防策の基本は，特定の疾患や特定の感染経路を想定しないことである．感染症であるから○○をする，感染症でないから××をしない，という考え方ではない．

「標準予防策」は，「標準的な予防策」ではない．「標準的な予防策」は特に定まった概念ではなく，各々が考える，状況に応じた標準的な（感染）予防策というものが存在するであろう．2014年にアフリカの数カ国で大きな流行となったエボラウイルス感染症の患者の診察を行う際の「標準的な予防策」は，体全体を覆う防護服，ゴーグル，サージカルマスク，二重手袋，といった防護具を装着することであろう．一方，エボラウイルス感染症の患者に対する「標準予防策」は，日本の医療機関で患者を診療する際の「標準予

表 1　標準予防策の要素
▶ 手指衛生 ▶ 個人防護具の使用 ▶ 呼吸器衛生・咳エチケット ▶ 患者ケアに使用した器材・器具・機器の取り扱い ▶ 周辺環境整備およびリネンの取り扱い ▶ 患者配置 ▶ 安全な注射手技 ▶ 腰椎穿刺時の感染予防策 ▶ 血液媒介病原体曝露防止

防策」と全く同一である.

「標準予防策」は，Standard Precaution の日本語訳である．Standard Precaution は，感染制御の長い歴史の中で培われてきた様々な知見をもとに，特定の疾患や病原体を想定せず，最低限の対策としてこれだけは実施しよう，というコンセンサスともいえる事項である．アメリカ連邦政府機関の疾病対策センター（Centers for Disease Control and Prevention: CDC）が 1996 年にまとめたのが最初であり[1]，現在は若干改訂されているが，基本原則は変わっていない[2]．標準予防策の要素は表 1 に示すとおりである．

患者の体の中で，病原体を多く含む物質や部位

さて，少し前に書いた「重視すべき 3 点」のうち，「(1) 患者の体の中で，病原体を多く含む物質や部位はどこか」を考えてみよう．ヒトの体の中で病原体を多く含む物質は何だろうか？　いうまでもなく，便や腸管内容液である．1mL あたり 10 の 10 乗，あるいはそれ以上の細菌を含んでいる．まさに菌だらけの物質だ．

しかし，これらは腸管内容にとどまるか，排泄され，全身を循環することはない．また，見るからに汚いため，意識されやすい物質である．それでは，意識されにくく，それでいて病原体を多く含む物質は何だろうか？

そう，血液である．

血液は全身を循環し，様々な物質を運搬する．細菌やウイルスなどの感染症の病原体も当初は感染部位にとどまるが，次第に血流に乗って全身をかけ

めぐる．細菌による全身感染症を敗血症，あるいは菌血症とよぶが，血流が媒介していることによってこのような名称になっている．血液は，ヒトの体の機能を維持するために必須の要素であるが，感染症の伝播防止という観点からは非常に危険な物質であるといえる．

その他，血液に準じるものとして，体液があげられる．外科医が体液と聞いて連想するのは，創傷からの漿液性浸出液などであろう．この他にも，前述の便をはじめ，唾液や鼻汁，尿や便などの排泄物などが体液である．これらは，全身をかけめぐることはないが，様々な病原体を含み，媒介になることが知られている．

体の部位の中で，外からの病原体の侵入に対して弱い場所

次に，「(2) 患者および医療従事者の体の部位の中で，外からの病原体の侵入に対して弱い部位はどこか」を考えてみよう．

ヒトの皮膚は，病原体の侵入に対して非常に強固なバリア性能を持っている．ウイルスや細菌を皮膚に付着させても，そこから感染することは通常はない．通常は，と書いたのは，皮膚が健常な場合にはそのバリア性能が維持される．しかし，創がある，あるいはアトピーなどの皮膚炎がある場合は，バリア性能が障害されていて，皮膚から病原体が体内に入ることがある．

そうすると，体表面で皮膚に覆われていない場所が，病原体の侵入に対して弱い場所，ということになる．具体的には，体に空いている「穴」，すなわち目・鼻・口・耳・尿道口・肛門，それに女性の腟である．正確に言えば，穴から入った内部のうち皮膚に覆われていない部分が弱い場所であり，眼球結膜を除いてほとんどが粘膜に覆われている場所である．

したがって，弱い場所は「粘膜」および「健常でない皮膚（創を含む）」と表現すれば概ね妥当であろう．

医療従事者が病原体の運び屋にならないためにはどうすればよいか

最後に，「(3) 医療従事者が病原体の「運び屋」にならないためにはどうすればよいか」を考えてみよう．そのためには，患者に接触しなければ良いわけだが，それはナンセンスである．いかに安全に（＝患者から病原体を受け取らずに）患者に接するか，がポイントである．例えば，手袋を使用するなど，個人防護具（personal protective equipment: PPE）とよばれる

ものを使用することが有効であろう．

また，PPEをいつも着用しているとは限らない．その時に，「運び屋」にならないためには何が必要だろうか？　そう，手洗いである．専門用語としては「手指衛生」だ．医療のプロになる皆さんは，手洗いといわずに，手指衛生とよぶように心がけよう．

参考文献
1) Garner JS. The Hospital Infection Control Practices Advisory Committee. Guideline for isolation precautions in hospitals. Infect Control Hosp Epidemiol. 1996; 17: 53-80.
2) Siegel JD, Rhinehart E, Jackson M, Chiarello L, and the Healthcare Infection Control Practices Advisory Committee. Guideline for isolation precautions: preventing transmissions of infectious agents in healthcare settings, 2007. Am J Infect Control. 2007; 35: S65-164.

ワンポイントアドバイス

Q1　標準予防策で意識すべき体液に，汗は含まれるの？
A1　筆者は汗を培養したことはないが，培地に塗布するとおそらく様々な菌がうようよと生えてくるだろう．しかしそれらは基本的に皮膚の常在菌であり，それ以外の体液が含んでいるかもしれない病原体とは大きく異なる．汗は，標準予防策で意識すべき体液に含まれない．
Q2　今診察している患者さんが，ある感染症にかかっていることがわかっています．それでも標準予防策でいいの？
A2　その，判明している感染症に対する経路別予防策（A項で説明しましたね）を実施した上で，標準予防策も実施しましょう．標準予防策を「最低限の感染対策」と考えればわかりやすいです．

〈森兼啓太〉

C 手指衛生

Summary

- ▶手指衛生は意外とできていないし，遵守も難しい．
- ▶細菌が発見される何十年も前にその効果を示した先駆者がいる．
- ▶感染伝播を防ぐ効果は，良質な研究によって示されている．
- ▶方法は2通り，石けん・流水と手指消毒薬，圧倒的に便利なのは後者．
- ▶手指衛生を実施すべき5つのタイミングを正しく理解することが肝心．
- ▶意識して実施するのが手指衛生．

はじめに

　この本を手にとった読者の皆さんの多くが，「自分は手洗いをちゃんとやっている」と思っていることだろう．筆者が病棟に出向くと，若い医師の手洗い（手指衛生）に対する意識は比較的高く，病室に入る前に手指消毒薬に手をのばして手指衛生するのが習慣化している人も少なくない．そして，その横を教授が手指衛生せずにスイスイと病室に入っていく姿もよくみかける．職位別の手指衛生の実施に関するデータを取ってみたいと時々思うくらいだ．

　しかし，ちょっと待って下さい．手指衛生をすべき場面で確実に実施できている，と自信を持っていえますか？　手指衛生を行うべき場面をあらかじめ設定し，観察による遵守率を調査したデータはたくさんあるが，50%を超えることはめったにない．そのくらい，手指衛生を行うべき場面でできていないということである．

手指衛生とは

　何事も定義が大切である．手洗い，手指消毒，手指衛生，いろんな言葉が使われている．まず，「手洗い」だが，流水（と，たいていは石けん）を用

いて手の汚れを物理的に落とす行為が「手洗い」である．世の中で最も一般的な，手を清潔にする方法であろう．もっとも，最近はトイレで用を足したあと手を洗わない人も結構多いとか．

次に「手指消毒」だが，文字通り手指を消毒する行為である．流水や普通の石けんでは消毒できない．消毒薬含有の石けん，またはアルコール性手指消毒薬を使用するのが手指消毒である．医療者に代表されるように，多くの患者に対して処置やケアを実施する人が行うべき方法であり，一般の生活の場では行う必要がない．最近，公共の場に医療用の手指消毒薬が置かれているが，ムダであり，実際それを使って手指消毒している人をめったにみかけない．

「手指衛生」は，医療の場で必要な，手指を清潔に保つための行為を指す．後で述べるように，石けんと流水を用いる方法，アルコール製手指消毒薬を用いる方法の主に2つがあり，おおむね「手洗い」と「手指消毒」をあわせた形になる．しかし，医療の場以外での手洗いはその手順もまちまちであり，所要時間も十分でないことが多い．医療の場での手洗いとは区別して考えた方がよいだろう．手指消毒についても同様のことがいえる．

それ以外に，「手術時手洗い」「手術時手指消毒」がある．これは，手術や侵襲的処置などの際に実施する，通常の手指衛生よりもさらに手指を清潔にするための行為を指す．

手指衛生の必要性

手指衛生を行うことで，医療現場で患者の感染症が減少するのだろうか？
まず，いくら手指衛生を熱心に行っても，肺炎やインフルエンザなどで入院してくる患者を減らせるわけがない．それらの感染症の患者は，入院前に感染症や病原体への曝露の機会があり，いってみれば病原体を病院に持ち込む側の立場である．このような感染症を市中感染とよぶ．

それと対照的なのが，医療に関連して発生する感染症であり，これまで「院内感染」とよばれてきた．しかし近年，療養型施設や在宅などの様々な場で医療が提供されるようになっており，こういった場での医療に関連して発生する感染症に対して，院内感染という言葉は不適切である．そこで，「医療関連感染」（Healthcare-Associated Infection：HAI）という言葉に取って代わられつつある．

HAIは，患者の内因性感染（自分自身の病原体で感染症を起こす）場合

と，他の患者や環境中の病原体によって起こる場合に分けられる．後者の多くは，医療従事者が介在していると考えられる．様々な医療やケアが我々の手によって行われており，その手を介して病原体が運ばれていくのである．

手指衛生によって手指の細菌数が減少すれば，HAIも減少すると考えるのが自然である．これを科学的に検証するためには，医療現場で手指衛生を実施する集団と実施しない集団を設定し，それぞれのグループで発生するHAIの頻度を調査することが必要である．しかし，「手指衛生を実施しない集団」に属した患者は，この研究によって不利益を被る可能性が高い．したがって，このような研究は現代では倫理的に実施不可能である．

手指衛生の父：ゼンメルワイス

現代では実施不可能な研究であるが，手指衛生がまだ一般的ではなかった時代の医療現場では，そのような研究が実施可能であった．1847年，ハンガリー人の医師・ゼンメルワイス（Ignaz Philipp Semmelweis）は，オーストリア・ウイーン総合病院の産科病棟で産褥熱を激減させることに成功した．その方法は至って単純であり，今では当然のこととして行われている，患者間の病原体伝播を防ぐ行為としての手指衛生を分娩の前後で行うことであった．以前はそれを全く実施しておらず，産褥熱発生率が30％程度，死亡率15％程度であったが，彼の介入によりそれぞれ3％程度，ほぼゼロまで低下した．

彼は，同病院の産科病棟が2つあり，その産褥熱の発生率が大きく異なることに着目した．手技・実践をつぶさに観察したところ，発生率が高い方の病棟では主に医師が分娩に携わっており，彼らは解剖も兼務していた．そこで，解剖に従事した際に「何か」が手について，それが分娩の際に妊婦に害を及ぼしていると考えた．

ところが，当時はまだ感染症の原因病原体としての細菌が明確に同定されていなかった．そこで彼は死体特有のニオイを消すための石炭酸を手指衛生剤として選択した．石炭酸は，現在我々が手指衛生に用いている手に優しい保湿剤含有のアルコール製剤と比べて，非常に刺激の強いものであった．そのため，前述のような良好な臨床的アウトカムが得られているにもかかわらず，周囲から受け入れられず，この習慣は広がらなかった．また，病原体が発見されていないため，現象論だけでは人々を納得させることができなかったこと，やや強引にこの手技を推し進めようとしたこと，なども，彼の考え

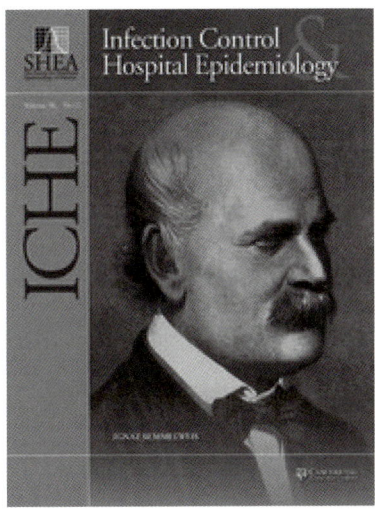

図2 ゼンメルワイスの顔写真が表紙を飾る，アメリカを代表する感染制御領域の学術誌：ICHE
（引用元：http://journals.cambridge.org/action/displayJournal?jid = ICE）

を人々に受け入れてもらうことに対する妨げとなった．

　彼は精神的におかしくなり，失意のうちに1865年に死去した．47歳の若さであった．その業績が評価されたのは，彼の死後，細菌が同定され，感染症の病原体として明確になったあとのことであった．今では彼は手指衛生の父，消毒法の先駆者とよばれている．彼の名を冠する大学や病院もハンガリーに設立されている．アメリカの感染制御領域の学会であるアメリカ医療疫学学会（Society for Healthcare Epidemiology of America：SHEA）の学術誌であるInfection Control and Hospital Epidemiologyの表紙は，2015年から彼の写真である．

手指衛生のエビデンス

　ひとたび細菌が同定されると，手指衛生が手指に付着した細菌を減少させ，細菌の伝播リスクを低減させることが明らかになるまで，それほど長い時間はかからなかった．1960年代にはアメリカで，新生児治療室において手指衛生をしない群と行った群でブドウ球菌の伝播をみる比較試験が行われた．結果は，後者の群の方が少なかった[1]．この研究は無作為化比較試験ではなかったが，手指衛生の病原体伝播抑制効果はあまりにも明らかであった，そのため，この研究の後には「手指衛生をしない」群を設けるのは倫理的に不可能となり，無作為化比較試験も実施は不可能になった．そういう意

味で，手指衛生の厳密なエビデンスは得られていないことになる．

　これ以降の手指衛生に関する研究は2つに分かれる．手指衛生に使用する薬剤の比較と，手指衛生の実施率（遵守率）である．前者は，生活の場でも使われる石けんと流水による物理的洗浄から，様々な消毒薬を含有させた石けんを使用することによる「手指消毒」の効果を検証するものであり，効果がみられたとする研究もある[2]．

　後者は，手指衛生の実施率の上昇と，特定の病原体の伝播またはHAIの減少との関連を検証することである．1970年代から2008年までに少なくとも20件の研究によってその関連性が示されている[3]．また，HAIのアウトブレイクの調査において，手指衛生の実施が不十分であったことが主な原因と考えられた事例もあり，手指衛生がHAIの制御および減少に必須であるという概念が確固たるものになっていった．

手指衛生の方法

　読者の皆さんは，手指衛生を主にどのような方法で行っていますか？　おそらく，病棟のあちこちに配置してあるボトルからアルコール性手指消毒薬を少量手にとり，手に擦り込む方法が中心だろう．しかし，筆者が外科医として勤務を開始した頃，病棟にこのようなボトルは全く配置されていなかった．ではどうやって手指衛生を行っていたのだろうか？

　1990年代後半まで，日本の医療現場では石けんと流水による「手洗い」が主流であった（図3）．アルコール性手指消毒薬はまだあまり使用されておらず，手洗いのためにわざわざ手洗い場（シンク）に行かなければならなかった．これでは手指衛生の実施率が向上するはずがない．病棟回診で術後患者の処置を行ってまわる際，ひとりの患者の処置が終わった後，次の患者の処置に移る前には手指衛生を行うべきであるが，そのたびにシンクのあるスタッフステーションに戻ることは事実上不可能である．これは日本だけの問題ではなく，全世界的に同じような状況であった．

　2000年，スイスから画期的な報告がなされた．病棟の至る所にアルコール性手指消毒薬を配置し，スタッフが手指衛生を行いやすくした．さらに手指衛生の重要性を説き，行うことを推奨したところ，遵守率が48％から66％に上昇し，HAI率が16.9％から9.9％に低下したというものだ[4]．この論文をきっかけに，手指衛生の方法は手洗いから手指消毒へと大きく変化していった（図4）．アメリカCDCの手指衛生に関するガイドラインで推

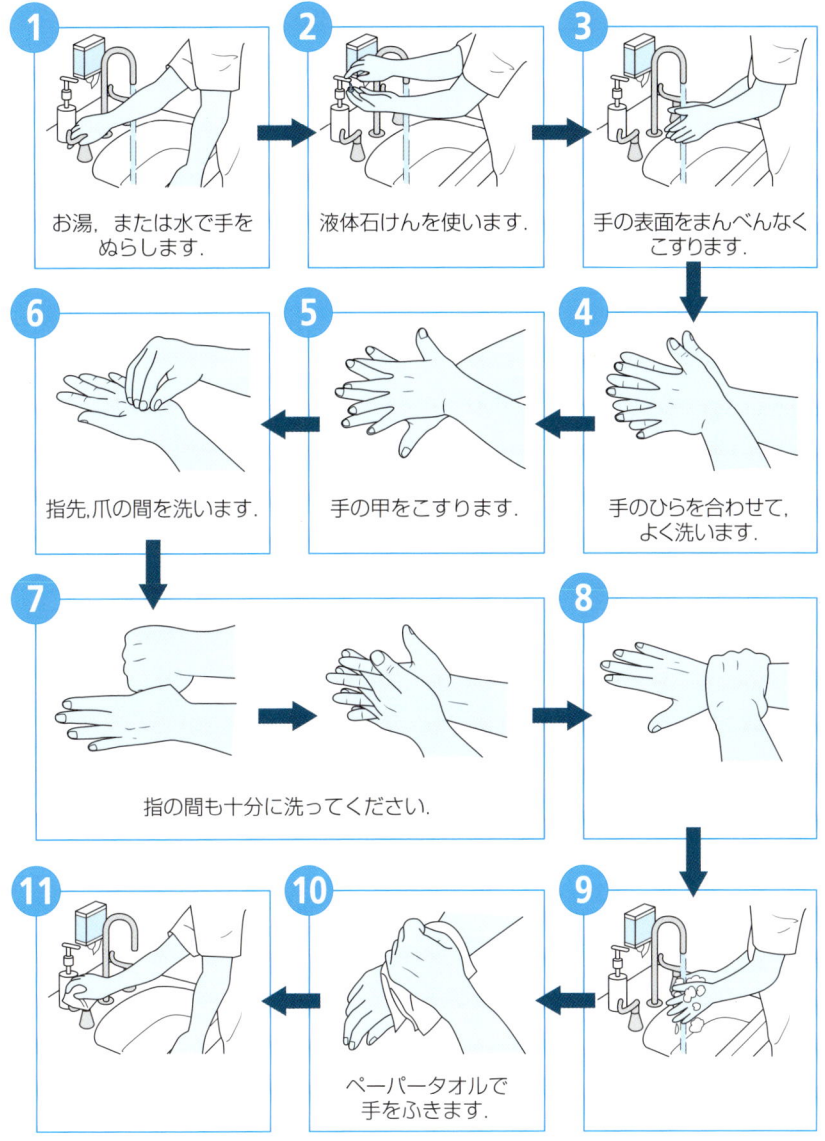

図3 石けんと流水による手洗いの手順

奨する方法も2002年，そのように改訂された[5]．

1つだけ注意点がある．それは，手指が目に見えて汚れている時には，それを物理的に除去するための「手洗い」が必要な点である．アルコール性手

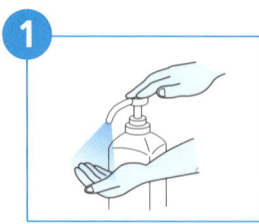
消毒薬約3mLを手のひらに取ります（ポンプを1回押すと霧状に約3mLでます）．

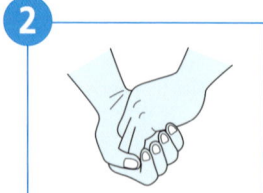
初めに両手の指先に消毒薬をすりこみます．

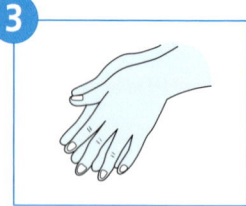
次に手のひらによくすりこみます．

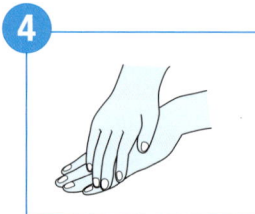
手の甲にもすりこんでください．

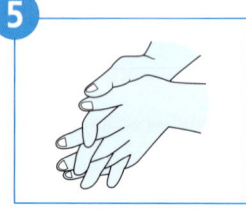
指の間にもすりこみます．

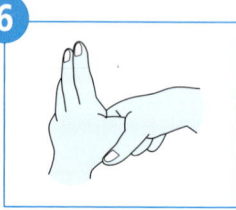
親指にもすりこみます．

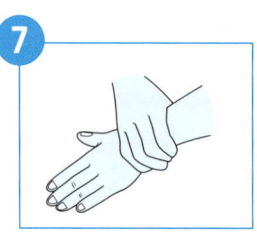
手首も忘れずにすりこみます．乾燥するまでよくすりこんでください．

図4　アルコール性手指消毒薬による手指消毒の手順
（出典：吉田製薬　消毒薬テキスト）

指消毒薬は手を消毒するが，汚れを除去しない．

アルコールで手荒れ？

　寒い季節には手荒れが起こりやすくなる．頻繁に手指衛生を行う医療従事者にとって，手荒れの問題は重大である．ひとたび手荒れが起こり，皮膚に小さな傷ができてしまうと，アルコール性手指消毒薬が痛くて使えなくなっ

てしまう.

　冬場になると，いつも手が荒れてしまう．これに関して，「アルコール性手指消毒薬の方が，石けんと流水による手指衛生より手に優しくなく，手荒れを起こしやすい．だから冬場は石けんと流水による手洗いに切り替える」という人もいるかもしれない．しかし，これは間違いである.

　石けんと流水による手洗いは，手指の皮脂を除去し，手荒れを起こしやすい環境にさせる．これに対し，アルコール性手指消毒薬は，当初は同様に皮脂を除去し手荒れを起こしやすいものであったが，その後保湿剤を加えるなどの改良が重ねられ，現在販売されているものの多くが手に優しいものとなっている．使用後，多少ヌルヌルするような感覚を覚えたことはありませんか？　これは主に保湿剤の影響であり，手に優しい証拠である．逆に全くヌルヌルしないものは，安物であり，保湿剤が含有されていない可能性がある.

　手指消毒薬のアルコール（エタノール）濃度は76～80％程度である．同濃度のアルコールを含有した皆さんがおなじみの物品として，採血や輸液ラインを挿入する際の患者の皮膚消毒に用いるアルコール綿がある．こちらは保湿剤がほとんど含まれていない．試しに一度（夏場に），アルコール綿を2～3枚使って手指消毒をしてみて下さい．手がガサガサし，何ともいえない不快な感じを覚えることと思う．アルコール性手指消毒薬がいかに手に優しいか，その違いを実感することができるだろう.

実施率・遵守率

　ここまでの記述で，実施率あるいは遵守率という言葉を使ってきた．率というからには，分母と分子が必要であるが，それについて詳しく書かずにここまできた．改めてここで説明したい.

　分子が，手指衛生実施回数であることは想像に難くない．問題は分母である．完璧に手指衛生が行われた時に率が100％になると考えると，分母は，「手指衛生をすべき場面・タイミング」の数の総和である．この「場面・タイミング」を正しくいえる人が読者の皆さんの中にいるだろうか？

　部分的にいえる人は多いだろう．個室の病室に入室する前，処置を行った後など，比較的手指衛生のタイミングを意識しやすい状況では，医療従事者の手指衛生も頻繁に行われている．その一方で，患者の療養環境である個室内の様々な表面には多くの病原体が存在するが，これらに触った後の手指衛

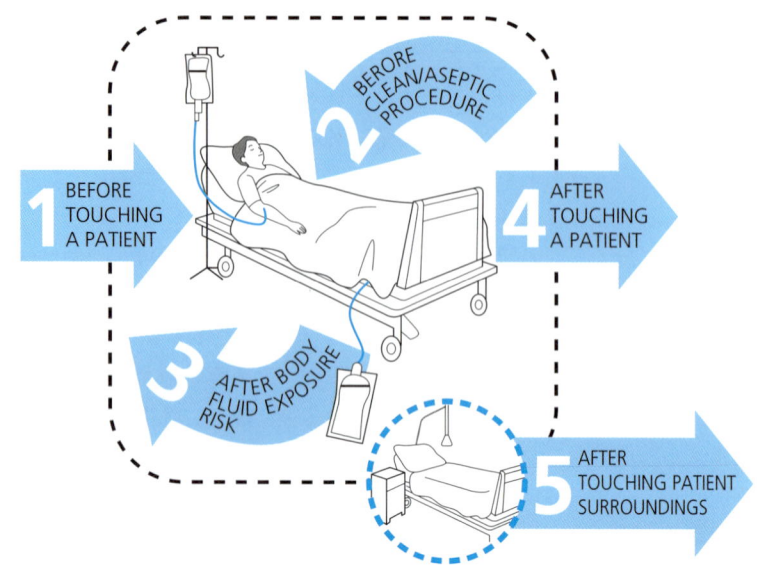

図5　WHOが提唱する手指衛生の5つのタイミング

生は比較的意識されることが少なく，その患者から他の患者へ病原体が運ばれるリスクを高めている．

　先ほど引用した手指衛生のガイドラインを策定したWHOは，図5に示す，以下の5つのタイミングを，手指衛生が必要な場面として推奨している．

(1) 患者に触る前
(2) 清潔・無菌的手技の前
(3) 血液・体液などに触れた後
(4) 患者に触れた後
(5) 患者周囲環境に触れた後

5つのタイミングを理解する

　こんなの，覚えられないという人も多いだろう．そこでこれらを整理したい．まず，図5をよくみると，太い点線が患者を囲っているのがわかる．この内側をWHOは患者ゾーン，外側を医療エリアとよんでいる．患者ゾーンはその患者固有の領域，外側は医療者の働く領域と考えて頂きたい．この「見えない」点線をまず意識することが，手指衛生のタイミングの理解

に必須である．

　そして，点線を越える際に手指衛生を必ず実施することで，患者がもつ病原体を医療エリアに持ち帰らない（＝医療エリアを汚染させない），また医療エリアにあるかもしれない病原体を患者エリアに持ち込まない（＝患者を守る），の2つが可能になる．タイミングの番号で言えば（1）（4）（5）が該当する．（1）と（4）は比較的実施率も高くなるが，（5）を忘れやすいので，意識して実施することが必要だ．

　残った（2）と（3）だが，これは無菌性や血液・体液曝露のリスクを知っていれば難しい話ではない．（2）は，無菌的でなければならない血流などへのアクセスの際の清潔操作を意識すれば良いし，（3）は，血液・体液などに含まれる様々なウイルスなどのことを意識すれば良い．これらは基本的に患者自身の持っている病原体で患者自身が感染しないように行う対策である．そして，1回の訪室で患者に対して行う処置などが複雑になる（例：集中治療ユニットの重症の術後患者）場合，（2）と（3）が繰り返し発生することがある．

　以上，5つのタイミング，理解できただろうか？

　ちなみに，カナダの手指衛生ガイドラインでは（4）と（5）をあわせて，4つのタイミングとしている．その方が理解しやすいかもしれないが，「患者に触らなかったから退室（ベッドから離れる）際に手指衛生は要らない」と考える人もいるかもしれない．その意味では（5）は独立していた方がよいと考える．

おわりに：手指衛生は永遠の課題

　手指衛生の必要性は明確であり，そのタイミングは理論的に確立されている．ガイドラインも発行され，様々な教育の機会もある．それでも患者間の病原体の伝播が起こり続けるのは，他でもない，手指衛生の実施率が永遠に100%にはならないからだ．どの病院でも，どの病棟でも，そしてどの医療従事者個人をとってみても．

　医療は人の手によって行われている．ミスのない医療などあり得ない．また，行動変容はたやすくない．理屈でわかっていても，実行できないのが人間の常であり，医療現場の日常である．患者に感染を伝播させない，そのために手指衛生を行うのだ，という意識を皆さんも含めたすべての医療従事者が常に持ち，少しずつ行動変容が起こることが，最も実現可能な手指衛生遵

守率向上の方策であろう．是非，皆さんが'Positive deviance'（良い意味での外れ値）となり，周囲に良い影響を与えるような医師になって下さるよう，願っています．

参考文献
1) Mortimer EA, Lipsitz PJ, Wolinsky E, et al. Transmission of *Staphylococci* between newborns. Am J Dis Child. 1962; 104: 289-95.
2) Webster J, Faoagali JL, Cartwright D. Elimination of methicillin-resistant *Staphylococcus aureus* from a neonatal intensive care unit after hand washing with triclosan. J Paediatr Child Health. 1994; 30: 59-64.
3) World Health Organization. WHO guidelines on hand hygiene in healthcare. 2009.
4) Pittet D, Hugonnet S, Harbarth S, et al. Effectiveness of a hospital-wide programme to improve compliance with hand hygiene. Lancet. 2000; 356: 1307-12.
5) Boyce JM, Pittet D, Healthcare Infection Control Practices Advisory Committee; HICPAC/SHEA/APIC/IDSA Hand Hygiene Task Force. Guideline for hand hygiene in health-care settings. Morb Mort Weekly Rep. 2002; 51: 1-45.

ワンポイントアドバイス

Q1 手洗い，手指衛生，手指消毒，いろんな言葉を聞くけど，どれが正しいの？

A1 どれも正しいです．どれでも良いです．ちゃんと手をきれいにすれば，というのはさておき，石けんと流水による方法は一般に手洗い，アルコール性手指消毒薬による方法は手指消毒と呼ばれます．どちらも手指衛生の一種です．

Q2 うちの病院のアルコール性手指消毒薬は液体ですが，先日他の病院に入ったら泡タイプのものでした．どちらが良いの？

A2 病棟での手指消毒に使用するアルコール性手指消毒薬の剤形は3種類あります．液体，泡，そしてジェルです．一長一短で，どれが良いとも言えません．個々の医療従事者の好みもバラバラです．本来，最低2種類の製剤を配置し，医療従事者の好みに応じて使い分けられるようにするのが，手指衛生の遵守率向上にもつながりますが，置く場所の問題でそうならないケースがほとんどだと思われます．

〈森兼啓太〉

D 個人防護具

Summary
- ▶自分自身を守り,患者も守ることになるのが個人防護具の適切な着用.
- ▶サージカルマスクは「鼻出しマスク」にならないように.
- ▶手袋やガウン・眼の防護は,外す際の手指や環境汚染に注意.
- ▶N95 マスクは着用が難しい,一度お試しを.

はじめに

　個人防護具って何のことだ？　と思う人もいるかもしれない.個人防護具とは,マスクや手袋などの総称で,ちょっと難しい言葉で表現しているにすぎない.大部分は皆さんが日常的に使用している物品です.安心して下さい.

　標準予防策のところで説明した通り,ヒトの血液や体液などは潜在的に病原体を多く含み,感染症のリスクが高い,「危険なモノ」である.これに触ったりこれが眼や鼻や口に入ったりして,我々が感染しないように,というのが個人防護具の使用の主な趣旨である.

　もう1つの個人防護具の役割は,経路別予防策の手段である.A項で説明したとおり,感染症であることがわかっている患者に対しては,その種類に応じた経路別予防策をとる.経路別予防策での個人防護具は,医療従事者自身を防護するとともに,患者間の病原体の伝播を防ぎ,患者も防護する器具である.

個人防護具の種類

(1) 手袋 (図6)

　手と手首の一部を防護するものである.接触予防策,および血液・体液などへの接触の際に使用される.個人防護具としての手袋は,バリア性が要求されるが,手術用手袋のような無菌性は要求されず,清潔であれば良い.手

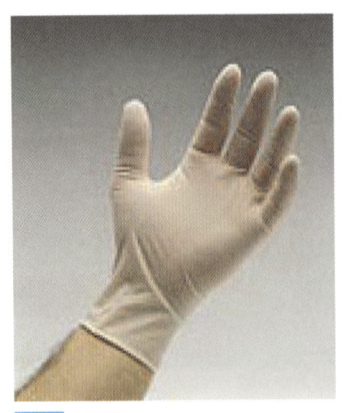

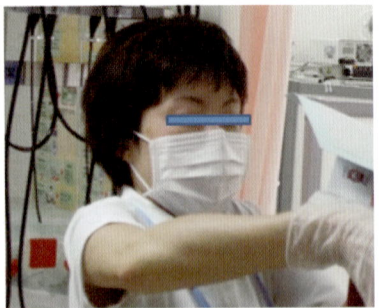

図6 手袋　　図7 サージカルマスク：適切な着用の例

術や無菌的手技（腰椎穿刺，硬膜外カテーテルや中心静脈カテーテルなどの挿入など）に使用する手袋は，無菌性が要求される．

(2) サージカルマスク（図7）

口と鼻の双方を防護するものである．飛沫予防策，および血液・体液などが顔に飛散するおそれがある際に使用される．いずれの場合も，図7のように口だけでなく鼻を確実に覆うように着用することが大切である．

(3) ガウン・エプロン（図8）

体幹を防護するものである．といっても，体幹にはユニフォームをはじめ

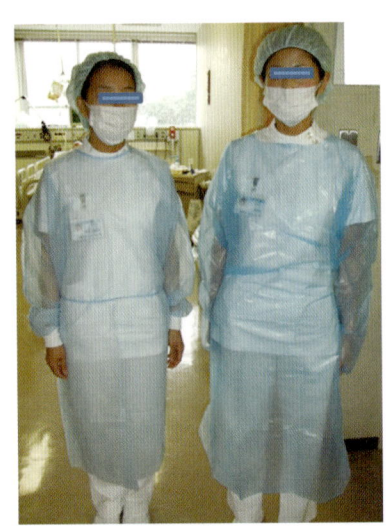

図8 ガウン（写真の素材は防水性で長袖）

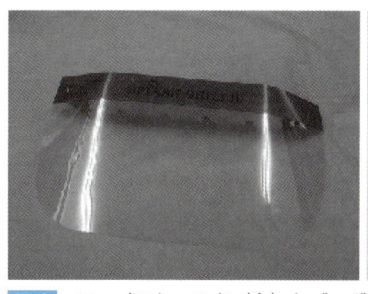

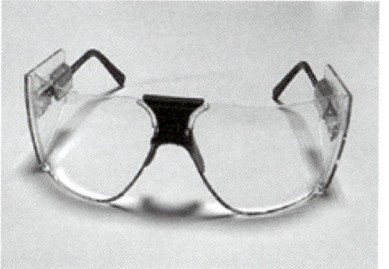

図9 フェイスシールド（左）とゴーグル（右）

とする衣服をすでに着用しているので，それらの汚染を防ぐ意味合いが強い．ガウンとエプロンの間に厳密な区別はなく，袖の有無および長さ，防水性の有無で様々な種類がある．

(4) 眼の防護（図9）

フェイスシールドが一般的である．眼に血液・体液が飛散するおそれのある時に使用する．ゴーグルも使われるが，高価で使い捨てにできないこと，メガネを着用している医療従事者には使いにくいことから，一般的ではない．

(5) N95マスク（図10）

経路別予防策の1つ，空気感染を防止するために顔に着用する器具の名称を，皆さんはご存知だろう．そう，「N95」，あるいは「N95マスク」である．「N95」はこの器具の規格をあらわしており，Nは耐油性がない（non-resistant to oil）の頭文字，95は試験粒子（NaCl，約$0.3\mu m$）を95％以上補足する性能を持つ，という意味である．この補足性能であれば，

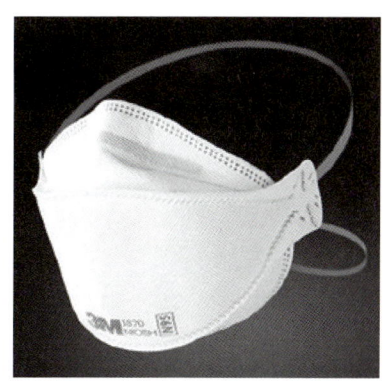

図10 N95レスピレータ（スリーエムジャパンウェブサイトより）

D 個人防護具

空気感染する病原体が含まれる飛沫核（1〜5μm程度）をほぼ100%補足し，医療従事者は飛沫核に含まれる病原体による感染から守られる．したがって，「えぬきゅーごー」ではなく「えぬきゅーじゅーご」と読まなければならない．

この器具はマスクと呼ばれることが多い．実際，図10で引用する，この器具の日本でのシェアが最も大きいと思われるS社での名称も「N95微粒子用マスク」となっている．その他の製品では「N95防じん用マスク」となっているものもある．日本での通称が「N95マスク」となっているのも理解できる．しかし，英語ではこの器具をN95 maskとはよばず，N95 respiratorとよぶ．日本ではレスピレータというと，気管内挿管中の患者に装着する人工呼吸器を連想する人が多いだろう．人工呼吸器は英語でventilatorとよばれるので，論文執筆や海外の学会発表の際には注意が必要である．

(6) その他

読者の皆さんは，新型インフルエンザやエボラウイルス感染症の対応訓練などの様子をメディアで見たことがあるだろう．その時，医療従事者はたいてい，図11のような格好で登場する．この写真は，2007年の成田空港での新型インフルエンザ対応訓練に参加した際に撮影したものだが，国内でまだ患者が発生していない段階で，海外からの帰国者に感染が疑われるという想定で行われている．写真を見ると，これまで解説した個人防護具以外にここで使われているものが，帽子と長靴，すなわち頭と足の防護具である．頭の防護具は帽子タイプの他にガウンと一体になっているもの（いわゆる宇宙服），足の防護具にはシューカバーなどもある．

これらは，「個人防護具」ではないのだろうか？

帽子や長靴，シューカバーは，経路別予防策，標準予防策のいずれにおい

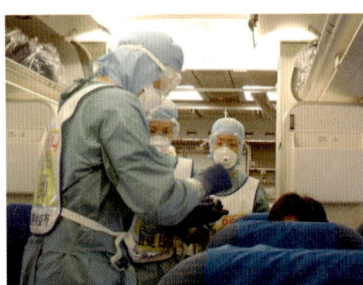

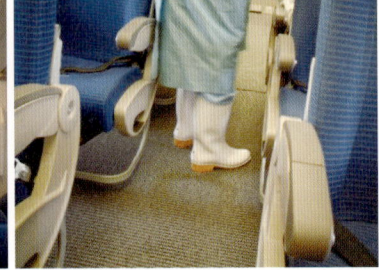

図11 頭の防護（左）と足の防護（右）

ても，標準的に使用される防護具ではない．頭も足も，血液・体液が飛散した際に我々が感染するリスクはきわめて低く，またあまり触らない場所であり患者間の病原体伝播に関わる可能性もほとんどない．さらに，足には通常靴を履いている．鋭利なものが天井から降ってくる，あるいは針山の上を歩くような状況（あり得ないが）でもない限り，これらも防護は不要である．

ただし，感染経路が不明，または病原性（感染した時に重症になる確率や，致死率など）がきわめて高いまたは不明な感染症への対応といった，非常に特殊な状況下では使用されることがある．通常，個人防護具には含まれず，一般的な医療現場では日常的な使用も着用の訓練も備蓄も必要ない．

正しい着用

個人防護具がその性能を発揮するためには，定められた方法を守り，正しく着用する必要がある．

正しい着用法が最も守られていないのが，サージカルマスクであろう．図12に示す「鼻出しマスク」，皆さんの廻りで見かけるはず．いや，皆さん自身がそうかもしれない．一度，自分のマスク姿を鏡で見てみよう．サージカルマスクは，飛沫予防策として使用する場合なら，口と鼻のいずれからも飛沫を吸い込むリスクがあり，両方をカバーする必要がある．標準予防策として使用する場合も，血液・体液は口・鼻のいずれにもが飛散するおそれがあるから，やはり両方をカバーする必要がある．口だけで良い，鼻出しマスクが正当化される場面を考えてみたが，アレルギーで咳が出る状態で人前に出る際の飛沫飛散防止，くらいしか考えつかない．またそのような場合でも，

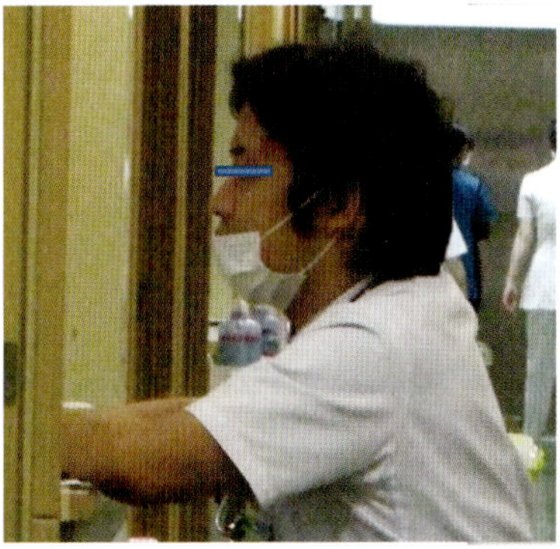

図12 鼻出しマスクの例

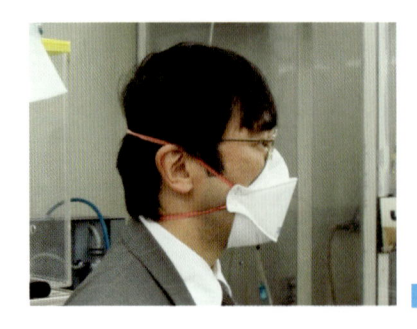

図13 N95マスク着用の例（モデルは筆者）

鼻も覆うことの不利益があるとは考えにくい．

　N95マスクに関しては，鼻出しを見たことがない．これを使用する状況では，自分自身の感染リスクに関して使用者がかなり神経質になっていることが伺える．それでも不適切な着用状態が時々みられる．そもそも，N95マスクの着用は簡単ではない．筆者は医学部4年生の学生に対して実習で着用の練習を行っているが，指導してはじめて正しく着用できる人が大半を占める．

　N95マスクの正しい着用のポイントは，呼吸器防護具としての高い性能を活かすために，顔にぴったりフィットさせるである．図13にその一例を示すが，鼻とあごを十分に覆い，ほほにも密着している状態が望ましい．N95マスクには様々な形状の製品があるため，詳細は各製品の使用説明書を見て欲しい．また，これまで一度も着用したことのない人は，必要な時に

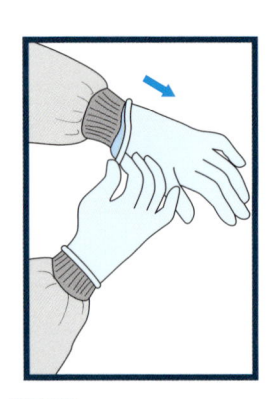

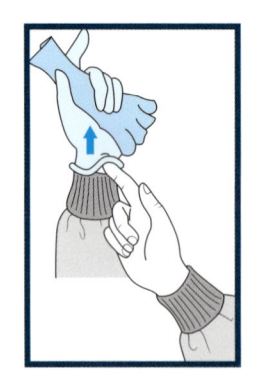

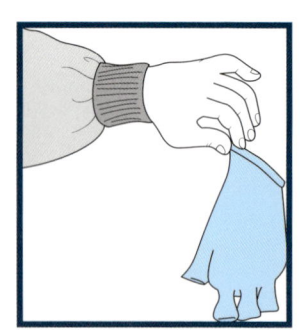

図14　手袋の外しかた

ガウン・エプロンや眼の防護に関しても同様で，着用自体にあまり問題はみられない．手袋と同様，外す際の手指や周囲の汚染に注意することが大切である．

うまく着用できずあわてないよう，一度は着用の練習をしておくと良い．

手袋に関しては，不適切な着用状態はあまり見たことがない．そのかわり，外す時には手指の汚染がなるべく発生しないように，裏返しにして外すことが大切である．図14に示すように，まず片側を裏返しにして外し，外した手袋をもう片方の手で持って，外した手の指を使ってもう一方の手の手袋を裏返しにして外し，最後にまとめて廃棄する．

また，どんなにうまくやっても手指の汚染がある程度発生するので，廃棄後直ちに必ず手指衛生を行う．

ワンポイントアドバイス

Q1 私はメガネをかけています．眼の防護は必要でしょうか？

A1 必要です．メガネは，標準予防策としての眼の防護には不十分です．上下左右が隙間だらけで，あなたの眼を守ってくれません．もちろんないよりはずっとましですが……

Q2 私は長袖の白衣を着ているので，ガウンやエプロンは着用する必要がないと思うんですが？

A2 白衣，毎日何度も交換して洗濯に出していますか？ 普通は何日かに1度ではないでしょうか．その間，白衣には患者がもつ病原体，血液・体液，その他様々なものが付着します．一度検査室の技師さんに相談して，白衣の表面に付着している細菌を調べてもらって下さい．白衣がいかに汚いかがわかります．

　ガウン・エプロンは，接触予防策が必要な病原体（例：MRSA）による白衣の汚染を防ぎ，他の患者さんに運んでしまうことを防ぎます．また，血液・体液による白衣の汚染も防ぎ，見栄えをよくします．積極的にガウン・エプロンを利用しましょう．

〈森兼啓太〉

E 針刺し切創・血液体液曝露予防

Summary
- ▶血液曝露による職業感染は，一生を台無しにするおそれがある．
- ▶特にC型肝炎ウイルスによる針刺し・血液曝露が問題．
- ▶針などの鋭利物を取り扱う過程を見直すことでリスクを低減できる．
- ▶安全機能つきの器具を使用することも一案．
- ▶眼の防護も忘れずに．

はじめに

　外科医の皆さんは，手術や処置中に針などの鋭利なものを自分の手に刺した，あるいは刺された経験をお持ちだろう．筆者も，消化器外科医としての約10年間，針刺しを何度も経験している．器械出しの看護師から持針器を渡してもらう時に誤って針の部分を握ってしまった，持針器を返す際に返しそこねて自分の足に落とした，助手として術野を作り手で周囲臓器をよける操作をしている際に深い部分で縫合をしている術者にヤラれた，などの場面は，今でも苦い経験として記憶の底から鮮明によみがえってくる．

　本書は主に，患者に発生する医療関連感染（HAI）を防ぐ対策について述べている．しかし本項は違う．我々医療従事者に発生する，針刺し切創・血液体液曝露による感染症とその予防を述べる．それ以外の原因（例：インフルエンザを患者からうつされた）による医療従事者の感染症を含め，「職業感染」とよばれる．また，労務災害でもある．

針刺しによる感染症の伝播

　事例：24歳看護師
　経過：朝8時半頃，C型肝炎ウイルス（HCV）抗体陽性の患者の採血を行っていたところ，採血に使用した針を自分の左手第2指に刺してしまった．

すぐに指から血液を絞り出し，アルコール綿で消毒，その後石けんと流水で洗浄した．

約40日後，食思不振が出現．

その3日後，同僚に眼が黄色いと言われ，血液検査をうけた．AST 1,755, ALT 854. 急性肝炎の診断で入院．

翌日，HCV抗体陽性が判明，急性C型肝炎と診断された……

これは，公立病院における公務労災認定申請書の記述にみられる，針刺しによるC型肝炎罹患の事例である．

針だけではない：血液体液粘膜曝露の恐ろしさ

ウイルス肝炎の職業感染は，針刺しや鋭利なものによる切創（以下，針刺し切創と記す）だけではない．2002年，C型肝炎ウイルス陽性患者の手術中，外科医の眼に患者の血液が飛散し，この医師はC型肝炎に感染した．しかもこの医師は女性で，翌年出産した子どもへの母子感染も発生した．したがって，怖いのは針刺しだけではなく，血液や体液の粘膜への曝露も職業感染の原因となりうる（図15）．

図15　2004年5月30日日本経済新聞朝刊（共同通信配信）

珍しいことなのか？　HCV 職業感染

　その他，C 型肝炎ウイルス陽性の患者に使用した針などの鋭利物による切創で，1993 年から 1999 年までに 377 名の HCV 職業感染が労災として認定されている．職種別の内訳では，医師 39 名，看護師 307 名，臨床検査技師 9 名，その他 22 名である（表 2）[1]．

　毎年約 50 名が職業感染によって C 型肝炎に罹患している．C 型肝炎ウイルス陽性の血液に対する針刺し切創曝露による C 型肝炎の発症確率は約 1.8％であるので[2]，毎年 2,800 人程度が C 型肝炎ウイルス陽性の血液に対する曝露を受けていることになる．

　ウイルス肝炎は，かつてはウイルス血症から離脱できず，慢性肝炎，肝硬変，肝がんと進展していく「不治の病」であったが，その治療法は日進月歩であり，近年は治癒（ウイルス血症からの離脱）に導くこともできるようになっている．しかし，治療費は莫大であり治療期間も長く，また全例が治癒に導かれるわけでもない．職業上の肝炎罹患は，限りなくゼロに近づけるべき事象である．

伝播する病原体

　では，針刺し切創と血液体液曝露を通じて，どのような病原体が伝播するのだろうか？　それらを総称して「血液媒介性病原体」と呼ぶが，先ほど例にあげた C 型肝炎ウイルスの他に，B 型肝炎ウイルス（HBV），ヒト免疫

表2 日本における HCV 職業感染労災認定医療従事者数の推移

年度	医師	看護師	臨床検査技師	その他	合計
1993	8	36	0	0	44
1994	4	59	0	1	64
1995	6	45	2	6	59
1996	8	38	4	6	56
1997	4	52	2	1	59
1998	4	44	0	2	50
1999	5	33	1	6	45
合計	39	307	9	22	377

不全ウイルス（Human Immunodeficiency Virus: HIV）が主なものである．HTLV（ヒトT細胞白血病ウイルス，またはヒトTリンパ好性ウイルス）-1も，血液を介して感染しうるので，血液媒介性病原体に含める場合もある．梅毒の原因病原体であるスピロヘータ（*Treponema pallidum*）も理論的には血液で媒介されうるが，その頻度がきわめて低いため世界的には含めない場合が多い．

HCV以外の職業感染の現状

　B型肝炎は，医療従事者に対するワクチン接種が浸透するとともに，職業感染の病原体としてはまれなものとなっている．皆さんも医学生の時，臨床実習に入る前にB型肝炎ワクチンの接種や抗体検査を受けているであろう（もし受けてない人は大至急，周囲の人に相談して下さい！）．筆者が医学生の時代はまだそういった制度がなく，研修医になってから各病院でワクチン接種を受けるのが常であった．今から考えれば，医学生が実習で各種侵襲的手技を行うことはB型肝炎罹患のリスクが高かったわけで，恐ろしい話である．

　HBVは感染力が強く，HBV陽性の血液に対する針刺し切創曝露でB型肝炎を発症する確率は約30％と高い[2]．ただしこれはHBVに対する免疫を有していない人の話である．有効なワクチンが存在し，それを接種して免疫を獲得している者が曝露を受けても，感染発症確率はゼロに等しい．

　また，いったん十分な抗体価が得られた者は，生涯にわたりHBV感染から守られるというのが一般的な考え方である[2]．もっとも，最近はHBVに対する高感度な検査が実施可能となり，新たな知見が得られつつある．HBVに対する抗体（HBs抗体で通常は評価する）が十分に血中に存在していても，HBVへの曝露により急性の潜在性HBV感染症，すなわち一時的にHBVが血液中で増殖している状態となり，その後HBVが排除されたもののHBs抗原は非常に低い値で持続的に検出されている事例も報告されている[3]．

　HIVに関しては，幸いなことに日本における有病率が先進諸外国に比べて低く，しかもHIV陽性血液に対する針刺し切創曝露でHIV感染症を発症する確率は約0.3％と低い[2]ため，日本ではきわめてまれにしか発生していないと考えられる．あえてとりあげるとすれば，東京都内の大学病院の清掃作業員がHIV感染症で死亡したが，感染経路について，「病院の手術室

で清掃中に何回も注射針などで針刺しがあった」と本人が話していることから針刺し曝露による感染が疑われている．

職業感染は労務災害

　「針刺し」をキーワードにインターネットで検索すると，知恵袋などの一般人同士の意見交換（アドバイス）の場で，医療者からの「C 型肝炎の患者さんに使った針で針刺ししたんですけど，怒られるのが怖くて上司に言い出せません．どうしたらよいでしょうか？」といった切実な相談がいくつも見つかる．

　針刺し切創・血液体液曝露を含む職業感染は，基本的に労務災害である．職務上，感染を受けたのだから，当たり前である．労務災害は，工事現場での転倒や転落，有毒ガスの噴出などがイメージされるかもしれないが，針刺しも立派な労災である．たとえその原因が何であっても．皆さんはまず，このことをしっかり念頭において下さい．

　労務災害であると認定されるためには，申請を行わなければならない．あなたが動かなければ，向こうから「災害を認定しますよ」と寄ってくるものでもない．所属部署の上司に報告すると共に，所属組織の労務担当事務職員に相談する．

　よく間違われるのは，汚染源（針刺しであれば，針の先に付着している血液の由来）が B 型肝炎・C 型肝炎ウイルスなど陽性でなければ，針刺し切創が労災にならないのではないか，という点である．まず，針刺し切創の時点では，業務上の「負傷」，つまりケガという扱いになり，これは全て労災扱いである．

　ここからのち，処置や検査，場合により治療などが行われることになるが，それらに関してどこまで労災として認められる（＝労災保険でその費用を給付される）かに関しては，その人の雇用形態や所属する病院の経営母体（民間立か公立かなど）によって異なる．病院の労務担当者，あるいは労働基準監督署に詳細を問い合わせるとよい．

　ちなみに，厚生労働省の労働基準監督年報[4]によると，2013 年度の保健衛生業（病院，診療所，在宅医療，介護福祉施設などを全て含む）における労務災害認定件数は 1,673 件であった．そのうち負傷に起因する疾病が 1,432 件，病原体による疾病が 129 件であった．針刺しは 1,432 件の中に含まれ，C 型肝炎などに罹患したものは 129 件の中に含まれるが，その件

数や詳細は年報においては不明である．なお，病原体による疾病は，インフルエンザや結核なども多いと推定される．

針刺しの推定件数

　外科医時代の筆者，そして筆者が勤務した病院がそうであったように，針刺し切創を報告すべき事象であるという認識を持っている医療従事者も，また報告システムを構築している医療機関も，かつてはほとんど存在しなかった．現在では，大規模の病院では概ねシステムが構築されてきているが，医療従事者の認識が不足している．したがって，針刺しの発生件数の把握はきわめて困難である．血液体液による粘膜曝露はもっと深刻で，「業務上の創傷」にもならないことから，報告システムの構築は遅れている．

　さて，皆さんは，針刺しが日本で年間に何件くらい発生していると思いますか？

　院内で針刺し切創の報告体制を構築した先進的な病院の協力を得て，研究班や研究会が実施している調査がある．それによれば，1990年代後半は年間に60万件，2000年代後半は32万件，そして2014年には15万件程度である[5]．この数字を見て皆さんはどう思うだろうか？

　まず，その絶対値の大きさに驚かされる．数十万件も発生していると考えていた人はいただろうか？　そして，この20年ほどでその数字が4分の1に減少していることについても，意外に思った人が多いのではないだろうか？

防止できる針刺し

　針刺しには，かなりの確率で防止可能なものと，そうでないものがある．すなわち，原因分析についてはもう十分すぎるほど行われている．

　では，その原因器材とその推移，発生場所，発生状況を見てみよう．以下はすべて，針刺しに関する膨大なデータベースを有している，先ほど言及した研究グループ「職業感染制御研究会」の2013年の調査結果から引用した（図16〜18，表3）[6]．

　まず，原因器材として最も多い使い捨て注射器の針は，割合もあまり減っていない．シリンジのついた注射器の使用がいかに危険か，ということが明確である．外科医の皆さんが使用する機会としては，採血と，局所麻酔や貯

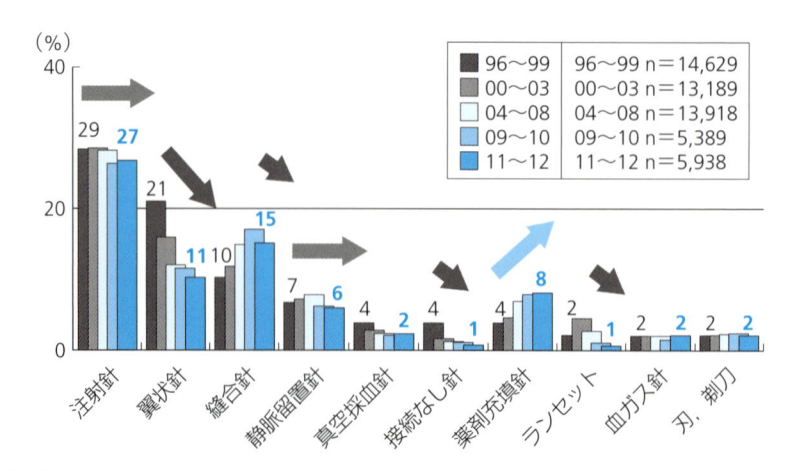

図16 針刺し切創の原因器材
- 5大原因器材は，注射針，縫合針，翼状針，薬剤充填針，静脈留置針
- 翼状針，接続なし針，ランセットの割合は減少
- 縫合針の割合はJES2013からやや減少傾向に転じる
- 薬剤充填針は増加傾向
- 使い捨て注射針は依然として最も割合が多い

表3 針刺し切創原因器材の変化（2013 vs 2011）
- ディスポーザル外科用メス，血液ガス専用注射針の割合が上昇傾向
- 剃刀，刃の割合は減少傾向

2013 順位		JES2013 (n = 5,931) 件数	(%)	順位変化	2011 順位	JES2011 (n = 5,587) 件数	(%)
1	使い捨て注射器の針	1,589	26.8	→	1	1,463	26.2
2	縫合針	904	15.2	→	2	965	17.3
3	翼状針	622	10.5	→	3	657	11.8
4	薬剤充填式注射器の針	481	8.1	→	4	453	8.1
5	静脈留置針	364	6.1	→	5	350	6.3
6	ディスポーサブル外科用メス	147	2.5	↑	7	126	2.3
7	剃刀，刃	138	2.3	↓	6	145	2.6
8	真空採血セットの針	138	2.3	→	8	121	2.2
9	血液ガス専用注射針	131	2.2	↑	10	77	1.4
10	再生使用する外科用メス	92	1.5	↓	9	83	1.5

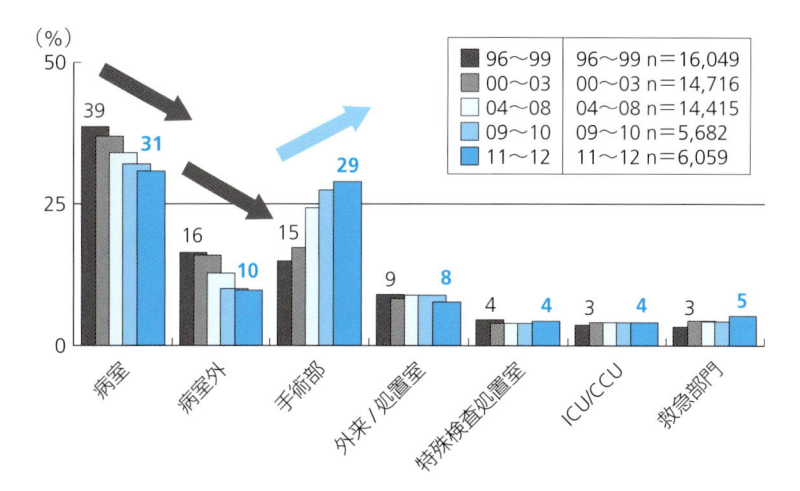

図17 発生場所（％）
・病室・手術室で約3割，病室外・外来/処置室が1割
・病室・病室外の発生割合は減少，手術室は増加

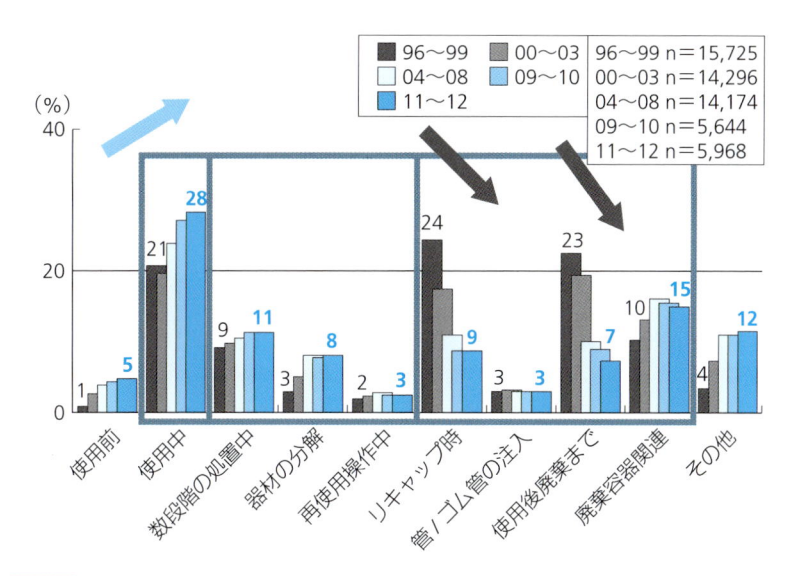

図18 発生状況（％）
・使用中は28％，数段階の処置22％，使用後廃棄までは32％
・リキャップによる受傷の割合は10％以下に

留液穿刺などの際などが多いだろう．このように危険いっぱいの注射器の針であるが，使用後に針が引っ込んだりカバーがかかったりする安全機能付きの器具が急速に普及してきた．特に採血に関しては，真空採血管ホルダーとセットになった安全機能付き翼状針の導入が進んでいる．

しかし，安全機能付き器具の使用が医療機関に対して義務づけられているアメリカと異なり，日本では「安いが危ない」製品で良しとする（ケチな）経営者が管理する病院を中心に，ある程度のところから導入が進んでいないのも事実である．

原因器材2位の縫合針は，その多くが，冒頭で筆者の経験としてお話しした手術中の針刺しであると考えられる．この防止はある程度は可能であり，鈍針を使うこと，直接介助看護師（器械出し）との受け渡しを手ではなく台を介して行うこと（置いて，取る），などが対策となる．

しかし，鈍針は特に細い針糸（3-0以下）ではあまり普及しておらず，また漿膜や組織に対する切れも悪く使い勝手はあまりよくない．筆者ははっきり言って嫌いであった．そして，術野展開中の助手の手指を術者が刺してしまうということは，どんなに気をつけていてもある程度の確率で発生すると思われる．このあたりに理想と現実の乖離を感じる．

手術中の針刺しに関しては，全く対策がないわけでもない．二重手袋は，鈍的刺激により1枚目の手袋が破損しても2枚目がバリア性能を維持するだけでなく，針刺しによって2枚同時に穿通した場合でも，手指の血液曝露量を減少させることが実験的検討によって示されている[7]．

ゼロにすべき針刺し：使用後

先ほどの調査で，発生状況のうち「使用中」が増えていることに気づいた人も多いだろう．これは割合であり，全体の件数が減少するなかで，使用中の針刺し対策の難しさを物語っている．一方，使用後の針刺しは，撲滅できる．ポイントは，使用後すぐに針捨てボックス（耐貫通性容器）に捨てること．そのためには使用現場に容器を持参することである．針を使う前に，使うことだけでなく捨てることを意識する，ただそれだけのことである．

血液体液の粘膜曝露

最後に一言．こちらも忘れずに．対策は簡単である．眼の防護を行うこと

でほぼゼロにできる．D項で述べた，眼の防護（フェイスシールドなど）を使うこと．え？　外科部長が着用していないのに，自分は着用できません，って？　外科部長はあなたを守ってくれるわけではありません．自分の身は自分で守りましょう．冒頭に述べた女性外科医のようにならないためにも．

参考文献
1) 労働科学研究所．医療従事者のための針刺し切創対策　http://www.isl.or.jp/126-research/research-center/interationalcooperation-c/254-needlestickinjury.html
2) Anonymous. Updated U.S. Public Health Service guidelines for the management of occupational exposures to HBV, HCV, and HIV and recommendations for postexposure prophylaxis. MMWR Recomm Rep. 2001; 50: 1-52.
3) Stramer SL, Wend U, Candotti D, et al. Nucleic acid testing to detect HBV infection in blood donors. N Engl J Med. 2011; 364: 236-47.
4) 厚生労働省．労働基準監督年報 http://www.mhlw.go.jp/bunya/roudoukijun/kantoku01/
5) 木村　哲．NSI発生状況の推移とNSI総数の推定　第17回国公立大学附属病院感染対策協議会．2015年10月20日, 東京（講演資料）．
6) 職業感染制御研究会．JES2013結果概要 http://jrgoicp.umin.ac.jp/index_jes2013.html
7) Wittmann A, Kralj N, Köver J, el al. Comparison of 4 different types of surgical gloves used for preventing blood contact，Infect Control Hosp Epidemiol. 2010; 31: 498-502.

〈森兼啓太〉

Chapter 2 術後感染症の予防

Infection Control for Surgeon

A　リスク因子

Summary
- ▶手術部位感染には特定のリスク因子がある．
- ▶SSI サーベイランスでは創分類・ASA 分類・手術時間・腹腔鏡手術をリスクインデックスとしてリスク調整を行う．
- ▶リスク因子には術前に対応が可能なものと不可能なものがある．

SSI のリスク因子

　手術部位感染（以下 SSI）は他の感染症と同様に罹患しやすい要因がある．SSI 発生に関するリスク因子は多岐にわたるが，患者要因，術前要因，術中要因の 3 つに分けられる．患者要因としては，年齢[1]，栄養状態，糖尿病，喫煙，肥満，ステロイドの使用，MRSA などの保菌がある．術前要因としては除毛，術前皮膚消毒，手術部位以外の感染症，予防的抗菌薬投与があげられる．術中要因としては手術時間[2]，創の汚染度，創の長さ，内視鏡手術，対象臓器，ドレーンの使用，手術の技術があげられる．

リスクインデックス

　SSI サーベイランスでは SSI 発生率を比較する目的でリスクインデックスによるリスク調整を行っている．創分類，ASA 分類，手術時間，腹腔鏡手術の 4 因子を JANIS および JHAIS で使用している．

a. 創分類
　手術創の汚染度は清潔，準清潔，汚染，感染の 4 つに分類されている．清潔手術とは心臓血管外科の CABG や弁置換術，整形外科の関節置換術などである．準清潔手術とは予定で実施される消化器外科手術や肺切除，腎摘出術，子宮全摘などである．汚染手術とは清潔または準清潔手術において術中に腸液が術野に漏れるなど強い汚染があった手術である．感染手術とは腹膜炎手術など既に感染が成立している部位に対する手術である．汚染手術と

感染手術ではリスクが1点加点される.

b. ASA分類

術前の全身状態の評価法として米国麻酔学会（American Society of Anesthesiology：ASA）におけるASA術前状態分類を用いる．ASA1は健康な状態の患者，ASA2は機能的な制限のない全身疾患をもつ患者，ASA3は活動に制限がある重度の全身疾患がある患者，ASA4は常に生命の危機にある重度の全身疾患がある患者，ASA5は24時間生存しないと予想される患者である．ASA3以上でリスクが1点加点される．

c. 手術時間

手術時間は手術の難易度を示す最も簡単で定量性の高いパラメーターであると同時に，手術チームの総合力を示す数値でもある．手術時間とSSI発生は強い相関があり，リスクインデックスとしては75パーセンタイルを超える手術はリスクが1点加算される．

d. 腹腔鏡手術

胆嚢摘出術と大腸手術は腹腔鏡の使用がSSI発生のリスクに影響を及ぼすため，腹腔鏡手術ではリスクが1減じる．虫垂切除術と胃手術ではリスク0の患者のみでリスクを1減じる．腹腔鏡手術はこれら4手術手技以外にも行われるようになってきているが，他の手術手技については今後の検討課題である．

対応可能なリスク因子と対応不可能なリスク因子

リスク因子には術前に対応が可能なものと不可能なものがある．対応可能なリスク因子としては糖尿病患者における血糖コントロール，喫煙患者の禁煙，肥満患者の減量，免疫抑制剤服用患者の免疫抑制剤の減量，手術部位以外の感染症の治療，MRSAの除菌，術前低栄養患者の栄養改善などがある．対応不可能なリスク因子としては年齢，ASA分類などがある．

参考文献
1) Utsumi M, Shimizu J, Miyamoto A, et al. Age as an independent risk factor for surgical site infections in a large gastrointestinal surgery cohort in Japan. J Hosp Infect. 2010; 75: 183-7.
2) 清水潤三, 宮本敦史, 梅下浩司, 他. 関西地区における多施設共同手術部位感染サーベイランス. 日消外会誌. 2006; 39: 435-9.

〈清水潤三〉

B 各種予防策 (CDC ガイドラインの項目を中心に)

Summary

▶ 1999 年に公開された SSI 予防に関する CDC ガイドラインに示されている予防策を示す．

　SSI の予防策について 1999 年の CDC ガイドラインに示されているものを列挙する．SSI 予防の基礎知識として確認していただきたい．

術前

a. 術前の患者準備
① 遠隔部に感染のある患者の手術は感染が治るまで延期する．
② 除毛は手術の邪魔にならないかぎり行わない．
③ 除毛する場合には，電気クリッパー（バリカン）を使用して手術直前に行う．
④ 糖尿病患者は適切な血糖値の管理を行う．
⑤ 禁煙をすすめる．予定手術の 30 日前から中止するように教育する．
⑥ SSI 予防のために手術患者への必要な血液製剤の投与を差し控えることはしない．
⑦ 手術前夜に，消毒薬によるシャワーあるいは入浴を指示する．
⑧ 皮膚消毒する前に，切開部位および周辺を十分に洗浄清浄化して大きな汚れを除く．
⑨ 皮膚消毒には基準に合った消毒薬を用いる．
⑩ 術前の皮膚消毒は中心から同心円を描くように次第に外に広げていく．
⑪ 術前の入院期間は可能なかぎり短くする．
⑫ 手術前のステロイドの漸減や中止は必要ない．
⑬ SSI 予防のために手術患者に対する栄養療法は勧告しない．
⑭ SSI 予防のために術前，鼻腔にムピロシンを使うことは勧告しない．

⑮ SSI 予防のために創部の酸素化を強化する方策をとることは勧告しない．

b．手術チーム構成員による手指・腕の消毒
① 爪を短くし，付け爪はしない．
② 適切な消毒薬を用いて少なくとも 2 ～ 5 分間の手術時手洗いを行う．手洗いは肘までの手および前腕まで行う．
③ 手洗いを行った後は，手を身体から離し肘を曲げた状態で挙上しておく．滅菌タオルで手指を乾燥させ，滅菌ガウンと手袋を着用する．
④ その日の最初の手術時手洗いの前に，全ての爪床の下を清潔にする．
⑤ 手または腕に装飾具を付けない．
⑥ マニキュアに関する勧告はない．

c．感染または保菌している手術関係者の管理
① 感染症の症状や症候が出ている手術関係者は，上司に報告する．
② 職員が感染症を発症している場合：
　(a) 職員は感染症の治療を受ける．
　(b) 就業を制限する．
　(c) 仕事復帰のための解除処置のルールを決めておく．
③ 皮膚の損傷から浸出液がある手術関係者については，感染症が除外されるか，適切な治療で感染症が治癒するまで，適切に細菌培養を行う．
④ 黄色ブドウ球菌（鼻，手や他の身体部位）や A 群連鎖球菌のような病原体を保菌している手術関係職員を，日常的に排除してはならない．

d．抗菌薬の予防投与
① 抗菌薬の予防投与は必要な場合にのみ行う．SSI の原因となる菌に対して効果的で推奨される薬剤を選択する．
② 初回の抗菌薬の予防投与は静注し，切開が行われる時に血清および組織に薬剤の殺菌濃度が確立している時間とすること．手術中を通じ，および少なくとも手術室で創が閉じられてから 2，3 時間後まで血清および組織の薬剤の治療濃度を維持すること．
③ 予定の大腸・直腸の手術の前には，上記に加え，浣腸や下剤を使用して機械的に結腸の準備を行なうこと．非吸収性の経口抗菌薬を手術の前日に分割投与する．
④ 高リスクの帝王切開では，臍帯がクランプされた直後に予防的抗菌薬を

投与する．
⑤ バンコマイシンを予防的抗菌薬として日常的に使用してはならない．

術中

a．換気
① 手術室から廊下や隣接区域に向かう換気を陽圧に維持する．
② 少なくとも1時間に最低15回の換気を行い，そのうち最低3回は新鮮な空気とする．
③ アメリカ建築協会（American Institute of Architects）で勧告されているフィルターを使って，全ての空気（再環流空気，新鮮空気とも）をろ過する．
④ 全ての空気は，天井送気し，床に近いところから排気する．
⑤ SSIを予防する目的で，紫外線を手術室内で使用しない．
⑥ 器械，職員，患者の出入りなどの必要時以外，手術室ドアは閉めておく．
⑦ 整形外科手術でインプラントが入る手術では超清潔空気の手術室での施行を考慮する．
⑧ 手術室に入る人数を制限する．

b．環境表面の清掃と消毒
① 表面や器械に目に見える血液や，体液による汚れや汚染がある場合，EPAが承認した消毒剤を用いて汚染部を次の手術の前に清掃する．
② 準汚染または汚染手術後でも，特別な清掃や消毒は行わない．
③ 感染制御のために手術棟および個々の手術室の入り口に粘着マットを使用することはしない．
④ 湿式吸引清掃での手術室の床の清掃は，EPAが承認した消毒剤で，その日または夜の最後の手術終了後に行う．
⑤ 表面や器械に目に見える汚染がなければ，手術と手術との間で手術室を消毒することは勧告されていない．

c．細菌学的検体採取
手術室の日常的な環境検体採取は行わない．疫学的調査の一部として環境表面や，空気の細菌学的検体採取を行うようにする．

d. 手術器械の消毒
① 全ての手術器械を出版されている指針に従って滅菌する．
② ハイスピード滅菌は緊急に治療用具が必要になった時にのみ行う．

e. 手術着および覆布
① 手術室入室時，完全に口と鼻を覆うマスクを着用する．
② 手術部に入るときは，頭部および顔面の髪を完全に覆うように帽子かフードをつける．
③ SSI の防止のためにシューズカバーをつけるのではない．
④ 手術時手洗いを行う手術チーム構成員は滅菌手袋を着用する．手袋は滅菌ガウンを着た後に着用する．
⑤ 滅菌ガウンや滅菌覆布はリアー効果のある材質ものを用いる．
⑥ 手術着が血液や感染性の物質で汚染した場合は交換する．
⑦ 手術着をどのようにどこで洗濯するか，着用を手術部のみに限定するか，手術室の外に出るときに白衣を着るかについての勧告はない．

f. 無菌法と手術手技
① 血管内用具留置時（例えば，中心静脈カテーテル），脊椎麻酔時，硬膜外カテーテル挿入時，また静脈内投与薬剤の準備と投与の時は無菌法の原則を順守する．
② 滅菌器具や滅菌液体は使う直前に開ける．
③ 組織を丁寧に取り扱い，効果的な止血を維持し，死滅組織や異物（糸，焦げた組織，壊死組織片など）を最小限に止め，手術部位の死腔をなくす．
④ 手術部位が極度に汚染していると考えた場合（汚染創または不潔・感染創），一次縫合を遅らせるかまたは開放創として，二次的に閉鎖する．
⑤ ドレナージが必要と考えられる時は，閉鎖式吸引ドレーンを用いる．ドレーンは手術切開創からではなく，離れたところに切開し挿入する．ドレーンはできるだけ速やかに抜去する．

手術後の創処置

a. 一期的に閉鎖した切開創は，術後 24 〜 48 時間は滅菌ドレッシング材で保護する．

b. 包交や手術部位に接触する前後には手洗いを行う．
c. 創部のドレッシングを交換する時は，滅菌テクニックを用いる．
d. 適切な切開創処置の行い方，SSI の徴候，これらの徴候の報告する必要性について，患者と家族に教育を行う．
e. 一期的に閉鎖した切開創を，48 時間以降覆うべきかどうか，また被覆なしでシャワー・入浴を行う適切な時期についての勧告はない．

サーベイランス

a. 入院患者でも外来患者でも SSI の診断のために，CDC の SSI の定義を変更することなく用いる．
b. 入院患者症例発見のために（再入院も含める），入院中の直接的前向性観察，間接的前向性観察，あるいはその両者を入院の期間中ずっと行うこと．
c. SSI の発見のための退院後サーベイランスが行われる時には，利用できる資源と必要とするデータに見合った方法をとること．
d. 外来患者感染症例の発見に，利用できる資源と必要とするデータに見合った方法をとること．
e. 手術終了時に手術創分類を決める．
f. サーベイランスの対象となった手術を受けるそれぞれの症例に対し，手術創分類，ASA 分類，手術時間などを記録する．
g. SSI の危険の増加に関係するとわかっている変数（例えば，NNIS 危険指数）により，定期的に手術別特異的 SSI 頻度の階層分類を計算する．
h. 適宜，手術チーム構成員に階層分類した術式別の SSI 頻度を報告する．
i. 感染対策委員会が外科医別の資料を利用できるようにするべきという勧告はない．

〈清水潤三〉

C 術前：禁煙，血糖コントロール，除毛，シャワー浴

Summary

- ▶喫煙は SSI の発生を増加させる．術前 1 カ月の禁煙指導を行う．
- ▶術前の高血糖は SSI の発生を増加させる．術前に血糖をコントロールしておくことで術後の血糖コントロールがしやすくなる．
- ▶除毛は SSI の発生を増加させる．

禁煙

　喫煙は術後の肺合併症，発がん，脳梗塞，心筋梗塞，高い依存性などの毒性以外に SSI についても危険性を増大させることが明らかである．
　Møller らは股関節および膝関節置換手術で術前 6 から 8 週間の禁煙節煙を行った群と喫煙したまま手術を行った群を比較した結果，創感染は禁煙したグループで 6 分の 1 と少なかったことを報告している[1]．Sorensen らが行った健常者を対象とした実験でも喫煙者の SSI は非喫煙者の SSI に比べて 6 倍であったことを報告している[2]．さらに喫煙者からランダムに禁煙する対象を抽出して調べたところ 4 週間の禁煙で SSI は非喫煙者と同等になったとしている．予定手術を行う患者に対してこのような具体的なデータを提示して禁煙指導を行うことは SSI 予防効果が高いと考えられる．外科系外来ブースの待合室などにポスターで啓蒙するなどが対策として有用である．

術前の血糖コントロール

　糖尿病は手術の敵である．SSI だけでなく様々な合併症のリスクが高くなる．糖尿病患者において SSI のリスクが増加する原因は高血糖に起因するもの，糖尿病患者の微小循環障害に起因するもの，糖尿病に併存する肥満などが挙げられる．術前に血糖をコントロールしておくことで術後の血糖コントロールもしやすくなることが多く，術前には可能な限り血糖をコントロールし HbA1c を低下させておくことが重要である．Guvener らは心臓手術

1,090例の解析から術前1,2日の血糖値が術後感染発症を深く関連していることを示した[3]．またDrongeらは心臓外科以外の手術を受けた糖尿病患者の解析から術前HbA1cが7%以下で術後の感染性合併症が少なくなっていることを報告している[4]．

除毛

　CDCガイドラインにおいては「除毛は手術の邪魔にならないかぎり行わない．除毛する場合には，電気クリッパー（バリカン）を使用して手術直前に行う．」とされている．体毛，特に陰毛は創部内に入り込むことが感覚的に不潔に感じられるが，現在まで行われた研究で除毛処置なしのSSI発生率がどのような除毛法を行ったものよりも低率である．除毛処置により皮膚表面が損傷し，結果として皮膚常在菌の増殖を招くことが原因を考えられている．手術時に使用する縫合糸は合成吸収糸であっても異物であるので免疫反応が生じる危険性がありSSIの原因となる可能性があるが，体毛はたとえ陰毛であっても自己の蛋白であるので異物反応は起こらず感染源とはならない．もちろん体毛のある部位での皮膚縫合は技術的に比較的困難であるが，困難であるからといってSSIの危険性を増加させる除毛を行っていいのであろうか？　除毛はSSIのリスクを増加させるので禁止すべきであると著者は考えている．

シャワー浴

　手術前日の消毒薬（クロルヘキシジン）を用いたシャワー浴はCDCガイドラインでは強いレベルで推奨されているが，科学的な根拠はない．1988年にヨーロッパで行われたRCTでは手術前にクロルヘキシジンを使用してシャワー浴した群のSSIとクロルヘキシジンなしでシャワー浴した群のSSIに全く差がなかった．米国ではルーチンでクロルヘキシジンを用いたシャワー浴がすでに行われているのでこのような推奨になったと予想される．

参考文献
1) Møller AM, Villebro N, Pedersen T, et al. Effect of preoperative smoking intervention on postoperative complications: a randomised clinical trial. Lancet. 2002; 359: 114-7.
2) Sorensen LT, Karlsmark T, Gottrup F. Abstinence from smoking reduces incisional wound infection: a randomized controlled trial. Ann Surg. 2003; 238: 1-5.
3) Guvener M, Pasaoglu I, Demircin M, et al. Perioperative hyperglycemia is a strong correlate

of postoperative infection in type II diabetic patients after coronary artery bypass grafting. Endocr J. 2002; 49: 531-7.
4) Dronge AS1, Perkal MF, Kancir S, et al. Long-term glycemic control and postoperative infectious complications. Arch Surg. 2006; 141: 375-80.

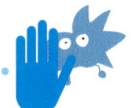

ワンポイントアドバイス

Q 術後の血糖値の目標値は？

A 術後 48 時間以内の高血糖が SSI 発生と関連するといわれており，インスリンの持続投与を行って血糖を 150 〜 180mg/dL 程度を目標として管理することが推奨されます．その際は低血糖をきたさないように，比較的頻回に血糖測定を行う必要があります．

〈清水潤三〉

D 術中：術野の清潔操作，外回りの清潔操作，手袋，ガウン，覆布

Summary
- ▶ 微生物は目に見えないため手術中は清潔エリアを設定し汚染を防ぐ．
- ▶ 手術用手袋は工業製品のため一定の頻度でピンホールが空いている．
- ▶ ガウンや覆布は適切なバリア性能を有する製品を利用する．

術野の清潔操作

　手術中は術野が汚染しないように細心の注意が必要である．細菌などの微生物は目に見えないため，清潔エリアを設定し清潔エリアの職員は不潔エリアに触れてはいけないし，不潔エリアの職員は清潔エリアに触れてはいけない．この清潔エリアとは手術で用いる器具を並べた清潔器械台と患者の上に展開された覆布の領域である．誤って清潔エリアの職員が不潔エリアの物品に触れた際には手袋交換や，ガウンの交換を行う．逆に不潔エリアの職員が清潔エリアに触れた場合には触れた部位は清潔ではないため不潔エリアとして扱うか，触れた部位よりも広い範囲でその部分の物品および覆布を破棄し新たに清潔エリアを設定する必要がある．このような厳密な取り決めは全て微生物が目に見えないために決められている．

外回りの清潔操作

　手術に必要な清潔な器具を清潔エリアに渡す際には，まず擦式アルコール製剤で手指消毒を行ってから，パッケージを開けて内部の清潔な器具に触れることなく清潔エリアの職員に渡す．術野の清潔操作と同様に細菌などの微生物は目に見えないため，清潔エリアを設定し清潔エリアの職員は不潔エリアに触れてはいけないし，不潔エリアの職員は清潔エリアに触れてはいけない．

手袋

　JIS規格に則って提供される手術用の滅菌手袋には，装着前からピンホールが存在している可能性がある[1]．

　また使用中においても，患者の臓器・血液・体液・薬剤・溶剤・術者自身の汗などが手袋に付着することや，鋭利な器材・鋼製小物などの使用によりピンホールが発生してしまうことが報告[2]されており，着用時間とともに，その発生率は上昇する[3]．したがって，手袋に汚染や破損があった場合は直ちに交換し，手術経過時間に伴う定期的な手袋交換も視野に入れる必要がある[4]．

　手袋のピンホールはSSIと相関することが指摘されており[5]，医療従事者の職業感染対策・患者のSSI対策という双方の感染対策のために二重装着が必要であるということを，手術に携わるスタッフ全員が理解する必要がある．

　整形外科手術においては，使用される器材による手袋の破損や摩擦による劣化が多々生じており，二重手袋を装着する遵守率が高い領域だが，腹腔鏡や他の診療科手術においても，手袋のピンホールが高率に発生していることが多く報告されているため[6-8]，診療科や術式を問わず全ての手術で二重装着を行うことが推奨される．

　アンダー手袋（内側）を色つき，オーバー手袋（外側）を薄い色にして組み合わせると，ピンホール発生時に伴う血液・体液などの液体の滲みがアンダー手袋の色で確認できるため，手術の際に早く容易に気づくことが可能である[9]．

　アレルギーは経皮感作から発症することが証明されており，皮膚のバリア機能が低下していると，様々なアレルゲンが容易に侵入し，そのアレルギーはもはや手だけに留まらないことから，手袋をはじめとする手荒れ対策が非常に重要である[10,11]．

　手袋の4大アレルゲンとして，パウダー，ラテックス，カゼイン，加硫促進剤が指摘されており，特に近年，アレルギー性接触皮膚炎（遅延型アレルギー）が増加していることから，原因物質である加硫促進剤[12]に注意が必要である．メーカーによっては，製造後の手袋から加硫促進剤が検出されないものもあるが，微量な加硫促進剤でも，皮膚炎を発症することが報告されているため，加硫促進剤を全く含有しない手袋をアンダー手袋に使用することが，必須である[10,11,13]．

また，オーバー手袋（外側）が装着しやすい手袋なども流通されているが，装着しやすい利点はあるものの，手術の時間経過とともに，オーバー手袋（外側）とアンダー手袋（内側）が滑ってずれていく傾向もあるため，適度な装着感とグリップ性を担保されている手袋を選択することが望ましい．

ガウンと覆布

　米国では手術用ガウン，手術用覆布，その他の手術用覆布の付属品は医療機器とみなされ，FDAの規制[14]によって管理されている．さらに職業安全衛生管理局（Occupational Safety and Health Administration: OSHA）の血液感染症から職業曝露を制限する規定[15]では，手術用ガウン，手術用ドレープのバリア性が感染の抑制に有効であることは明確であり，バリア性の高いものを使用することを義務化している．

　2002年のCDCの報告[16]によると，医療従事者は患者の血液およびその他の体液は全て感染の可能性があるものと想定すべきであるとしており，1999年のガイドライン[17]では，滅菌ガウンと覆布は液体を透過させない素材を使用し，細菌濾過効率の高い素材を選択すべきであると記載されている．

　さらに，米国周手術期看護師協会（Association of periOperative Registered Nurses: AORN）は，手術用ドレープの規制および指針として

- ◆血液や液体の浸透，水滴や穿孔に抵抗性があること
- ◆微生物や微粒子の通過に抵抗性があること
- ◆低塵性（低リント）であること
- ◆適切な滅菌処理がなされていること
- ◆耐燃焼性であること
- ◆快適で，使用者の体温を保つこと　などとしている[18]．

米国医療機器振興協会：AAMIによる基準（AAMIレベル）

　AAMI PB70：2003では，手術用ガウンその他の手術で使う防護服類，手術用覆布，および術中の無菌操作維持と血液・体液他，潜在的に感染の危険のある物質への曝露が予想される処置の際に医療従事者の安全を確保するために用いられる防護服類のバリア性基準を定めている[19]（表4）．

　日本では，手術職業感染制御研究会の「職業感染防止の為の安全対策製品カタログ集（第3版）」において，AAMI（Association for the Advance-

表4 AAMIによる手術ガウンおよびドレープのバリア性能の分類

Level 1	スプレイ衝撃撥水テスト*1	< 4.5g
Level 2	スプレイ衝撃撥水テスト*2	< 1.0g
	静圧水注撥水テスト	> 20cm
Level 3	スプレイ衝撃撥水テスト	< 1.0g
	静圧水注撥水テスト	> 50cm
Level 4	バクテリオファージテスト*3	pass

*1: 水をふきかけた時の素材の抵抗力を測定する方法
*2: 一定量ずつ増加する静水圧に対する,素材の抵抗力を測定する方法
*3: 微生物の透過に対する素材の抵抗力を測定する

(AAMI technical information report11: 2005 より)

表5 AAMIの分類と対象手術

Level 1	簡単な生検,表層の腫瘍摘出
Level 2	扁摘,上部消化管内視鏡検査,鼠径ヘルニア手術,IVR,ターニケットを用いた簡単な整形外科手術
Level 3	乳房切除,関節鏡手術,内視鏡下泌尿器科手術,開腹手術
Level 4	体腔に術者の上腕が入る手術,心臓血管外科,外傷手術,帝王切開

(AAMI technical information report11: 2005 より)

ment of Medical Instrumentation: 米国医療機器振興協会)のLevel 3 またはLevel 4のガウンを手術で使用するように推奨している.

米国ではAAMIレベルによって分類された手術用ディスポーザブルガウンの対象手術を定めているが(表5),日本では基準がないため,手術用ディスポーザブルガウンや手術用ディスポーザブル覆布にバリア性レベルがあることすら認識されていないのが現状である.

参考文献
1) http://www.nihon-glove.com/medicalTreatment.html
2) Korniewicz DM, Rabussay DP. Surgical Glove Failures in Clinical Practice Settings. AORN J. 1997; 66: 660-73.
3) Partecke LI, Goerdt A-M, Langner I, et al. Incidence of microperforation for surgical gloves depends on duration of wear. Infect Control Hosp Epidemiol. 2009; 30: 409-11.
4) Rabussay D, Korniewicz DM. The risks and challenges of surgical glove failure. AORN J. 1997; 66: 867-88.
5) Misteli H, Weber WP, Reck S, et al. Surgical glove perforation and the risk of surgical site infection. Arch Surg. 2009; 144: 553-8.
6) Guo YP, Wong PM, Li Y, et al. Is double-gloving really protective? A comparison between the

7) Eklund AM, Ojajärvi J, Laitinen K, et al. Glove punctures and postoperative skin flora of hands in cardiac surgery. Ann Thorac Surg. 2002; 74: 149-53.
8) Laine T, Kaipia A, Santavirta J, et al. Glove perforations in open and laparoscopic abdominal surgery: the feasibility of double gloving. Scand J Surg. 2004; 93: 73- 6.
9) Wigmore SJ, Rainey JB. Use of coloured undergloves to detect glove puncture. Br J Surg. 1994; 81: 1480.
10) 日本アレルギー学会, 編. アレルギー総合ガイドライン 2013. 協和企画; p.425-8.
11) 日本ラテックスアレルギー研究会, 編. ラテックスアレルギー安全対策ガイドライン 2013. 協和企画; p.22-7.
12) Heese A, van Hintzenstern J, Peters KP, et al. Allergic and irritant reactions to rubber gloves in medical health services. J Am Acad Dermatol. 1991; 25: 831-9.
13) Cao LY, Taylor JS, Sood A, et al. Allergic contact dermatitis to synthetic rubber gloves: changing trends in patch test reactions to accelerators. Arch Dermatol. 2010; 146: 1001-7.
14) U.S. Food and Drug Administration: Surgical devices. Code of Federal Regulations, Title 21, Part 878, Subpart E.
15) Occupational Safety and Health Administration: Occupational exposure to bloodborne pathogens. Code of Federal Regulations, Title 29, Part 1910. 1030.
16) Centers for Disease Control and Prevention: Preventing Occupational HIV Transmission to Healthcare Personnel, February 2002.
17) Centers for Disease Control and Prevention. Guideline for prevention of surgical site infection, 1999. Infect Cont Hosp Epidemiol 1999; 27: 97-132.
18) 2005 AORN Standards, Recommended Practices and Guidelines Selection of Gown and Drapes.
19) Association for the Advancement of Medical Instrumentation: Selection of surgical gowns and drapes in health care facilities. AAMI TIR11: 1994. Arlington (VA): AAMI, 1994. AAMI Technical Information Report.

ワンポイントアドバイス

Q 手袋を二重装着した場合，外側の手袋と内側の手袋の間に隙間ができて手術がやりにくく，困ります．

A 手袋二重装着で快適に手術を行うにはちょっとしたコツがあります．まず外側の手袋のサイズを普段一重で使用するちょうどのサイズのものとし，内側の手袋は外側よりワンサイズ大きな手袋を使用します．こうすることで手袋の間の隙間が少なくなります．また最近では二重装着の内側用として外側の手袋がスリップしにくい構造の手袋も販売されているので試してみてはいかがでしょうか．

〈清水潤三〉

E 術後：ドレーンの管理，創の管理

Summary
- ▶ドレーンは必要な手術のみに留置し，できるだけ早期に抜去する．
- ▶予防的ドレーンを科学的に証明した研究はほとんどない．
- ▶創部の清潔保持は 24 時間でよい．

ドレーンの管理

　外科手術においてドレーンはほぼルーチンに使用されてきた．「ドレーンによって腹腔内等体腔の情報がリアルタイムに把握でき，もし縫合不全が起こった場合にも汎発性腹膜炎にならず腸液などを体外へと誘導し，腹膜炎を限局化できる．」このような考えからドレーンを挿入しておくことで患者の術後経過にメリットがあると信じられていた．しかしドレーン留置にはデメリットもあり，メリットがデメリットを上回った場合に初めて予防的なドレーン留置が有効と判断される．日本ではドレーン留置がほぼ全例に行われ，しかも長期（1 週間以上）に留置されていたことから手術部位感染（SSI）予防の面からも問題視されてきた経緯がある．

a．ドレーン感染は SSI か？

　ドレーン感染とはドレーンを長期に留置した結果，ドレーンから膿性排液を認めるものを指し，縫合不全や遺残膿瘍ではない感染をいう[1]．ドレーンを挿入しないか，もしくは早期に抜くことで防止できる感染と考えられる．ここで問題となるのはドレーン感染を SSI に含めるかどうかである．ドレーン感染は device related infection であり，SSI は procedure related infection であるので，厳密にいえば SSI とは区別して評価されるべきのもと考えられる．しかしながら実臨床においてドレーンから膿性排液を認めた際に，ドレーン感染なのか縫合不全なのかを即時に判定することは困難であり，そのほとんどが SSI としてカウントされているのが現状と考えられる．

表6 市立堺病院外科におけるドレーン感染対策

・創処置時の手洗い
・創処置時の手袋着用徹底
・クリニカルパス利用によるドレーンの早期抜去
・ドレーンバック，排液キャップの清潔保持
・ドレーン刺入部の密閉ドレッシング

b. ドレーン感染の発生頻度

1997年から2001年の5年間に市立堺病院で行った胃手術を対象としたサーベイランスのデータを解析した結果，ドレーン留置日数が独立した因子として検出された．さらにSSIのうち38.6％がドレーンの逆行性感染によるものと判定された．その後ドレーン対策（創処置時の手洗い，手袋着用徹底，クリニカルパス利用によるドレーンの早期抜去，ドレーンバック，排液キャップの清潔保持，ドレーン刺入部の密閉ドレッシング）（表6）を実施した結果SSIの低減が認められた[2]．日本ではドレーン留置がほぼ全例に行われ，しかも1週間以上留置されていることが普通であったが，ドレーン感染は無視できない問題であることが表面化した．

c. サーベイランスとドレーン感染制御

大阪大学消化器外科関連施設において2003年から多施設共同手術部位感染サーベイランスが実施され，消化器外科手術におけるドレーン使用とドレーン感染の実態が調査された[3]．その結果ドレーンの留置率は86.3％から69.4％に減少を認めた（図19）．手術術式別にみると虫垂切除術は31.5％から13.5％に，胆嚢摘出術では77.5％から24.1％に，結腸切除術

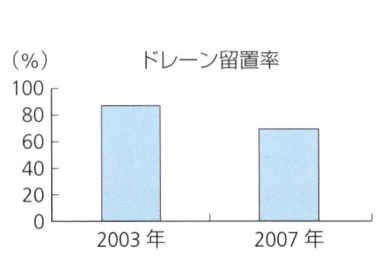

図19 ドレーン留置率の変化

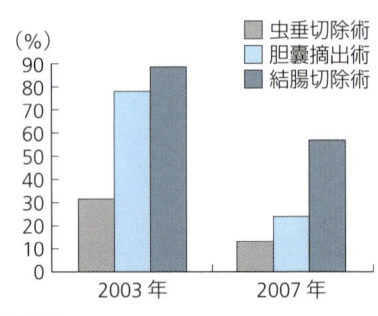

図20 術式別ドレーン留置率の変化

図21 非SSI症例におけるドレーン留置期間の変化

図22 閉鎖式ドレーンの使用率

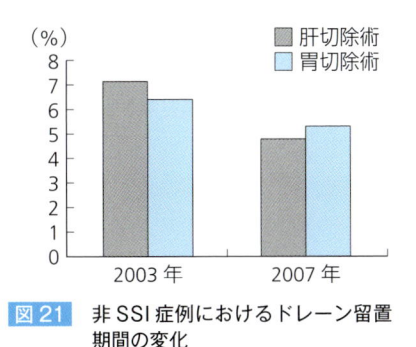

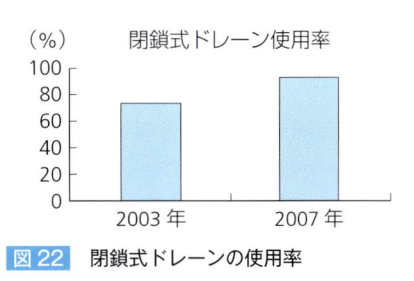

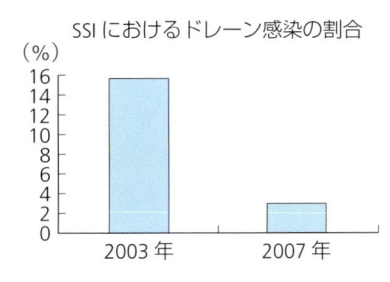

図23 SSIにおけるドレーン感染の割合

では 88.3％から 57.0％にそれぞれ留置率の低下を認めた（図 20）．しかし肝切除術，胃切除術，直腸切除術では低下を認めなかった．SSI 非発生例でのドレーン留置日数については，虫垂切除術，胆嚢摘出術，結腸切除術，直腸切除術では変化を認めなかったが，肝切除術では 7.1 日から 4.8 日と短期化を認め，胃切除術では 6.4 日から 5.3 日と短期化を認めた（図 21）．閉鎖式ドレーンの使用率は 74.0％から 93.2％と使用率の増加を認めた（図22）．

このようなドレーン管理の変化の結果からか，SSI におけるドレーン感染

表7 SSI の原因と起炎菌

SSI の原因	多く検出される病原体
皮下膿瘍	*Enterococcus faecalis*
遺残膿瘍	*Pseudomonas aeruginosa*
縫合不全	*Enterococcus faecalis*
ドレーン感染	MRSA

の割合は15.5％から3.0％と低減を認め（図23），ドレーン感染は制御可能な感染であることが判明した．

SSIの原因と起炎菌について検討したところ，皮下膿瘍と縫合不全では腸球菌が，遺残膿瘍では緑膿菌が最も多く検出されたが，ドレーン感染においてはMRSAが最も多く検出されており（表7），起炎菌の面からみてもドレーン感染は院内で伝播する感染であることが明らかとなり，予防処置の必要性が認められた．

d. 予防的ドレーンの科学的な評価

Petrowskyらは1966年から2004年の間に報告された消化器外科における予防的ドレーンの有無に関する論文を基にメタアナリシスを行った[4]．肝胆膵手術17編，下部消化管手術13編の無作為化比較試験（RCT）が集められた．肝切除術においては3つのRCTがあり予防的ドレーンの有用性は認めなかった．胆嚢摘出術では多数のRCTがあり予防的ドレーンの有用性は否定された．腹腔鏡下胆嚢摘出術に限定したRCTは2つあり，アウトカムは遺残ガスをドレナージすることで術後の嘔気嘔吐や肩の痛みが軽減することと設定されていた．1つのRCTでは嘔気嘔吐などの合併症に差は認めなかった．もう1つのRCTは肩の痛みがドレーンにより軽減するとしながらも合併症の頻度は記載されていなかった．膵切除では1つのRCTがあり，予防的ドレーンは合併症減少につながらなかった．結腸直腸手術では8つのRCTがあり，いずれの研究でも予防的ドレーンの有用性は認められなかった．虫垂切除術においては5つのRCTがあり，いずれの研究でもSSIはドレーンの有無で差はなかった．壊疽性および穿孔性虫垂炎を対象とした3つのRCTからメタ解析したところ，糞瘻はドレーン留置したほうが高率であった．消化器外科手術における予防的ドレーンの有用性を示すRCTは現時点ではほとんどないのが現状である．

ペンローズドレーンのような開放式ドレーンではなく閉鎖式ドレーンを使用することによりSSIが減少することは多数の研究がなされている．胆嚢摘出術[5]，腹会陰式直腸切断術[6]，肝切除術[7]などでRCTが実施されいずれの手術でも閉鎖式ドレーン留置でSSIが少ないという結果であった．

ドレーンは可及的早期に抜去することが重要である．閉鎖式のドレーンであっても経時的に細菌の定着が増加することが確認されている[8]．膵頭十二指腸切除術でドレーンの留置期間を短縮しただけでSSIが減少すると報告されている[9]．手術術式により適切な留置日数が検討されることが望まれる．

創の管理

　手術の創部をどれくらいの期間清潔で維持するべきかについてはすでに1980年代に解決されている．Weissは創部のドレッシングを24時間としてSSIの発生率は清潔手術1.7％，準清潔手術7.9％であって，24時間を超えるドレッシングは高価で時間の無駄であり，患者にとっては呼吸がしにくく不快なものであるとしている[10]．Chrintzらは1,202症例の手術を対象として24時間のshort dressing群と1週間のlong dressing群の2群のRCTの結果，SSIは4.7％と4.9％であり，short dressingは看護師の観察時間とコストの無駄を減らし創の観察がしやすくなるとしている[11]．ステープラにより創閉鎖した場合はどうしても衣類が引っかかるなどの問題からドレッシング剤を使用されることがしばしば経験されるが，整形外科領域ではステープラよりも縫合閉鎖でSSIが少ないことがメタ解析で指摘されている．心臓血管外科，帝王切開などの手術においてはステープラよりも真皮縫合において創合併症が少ないとされている．消化器外科領域では大阪大学関連病院での多施設共同RCT[12]でステープラと真皮縫合を比較したところ，創合併症に有意差を認めなかったが，下部消化管手術に限定すると真皮縫合でSSIが少なく，上部消化管手術ではSSIに差はないもの，6カ月後の創の瘢痕性肥厚が真皮縫合で有意に少ない結果であった．一方で同じく日本で実施された大腸がん切除術でのステープラと真皮縫合を比較する多施設共同RCT[13]ではSSIは真皮縫合8.7％ ステープラ9.8％と全く差を認めなかった．しかしながら患者の満足度は真皮縫合52.4％ ステープラ42.7％と有意に真皮縫合で高かった．手術創の皮膚縫合法はSSIの発生率だけでは論じられない面がある．

参考文献
1) 清水潤三, 北田昌之, 島野高志. ドレーンの逆行性感染. 日本外科感染症学会雑誌. 2005; 2; 19-21.
2) 清水潤三, 福森華子, 上野敬子, 他. 胃手術における5年間の手術部位感染サーベイランス結果. 環境感染. 2004; 19: 301-5.
3) 清水潤三, 宮本敦史, 梅下浩司, 他. 大阪大学消化器外科関連施設における多施設共同手術部位感染サーベイランスと手術部位感染減少に向けた取り組み. 日本外科感染症学会雑誌. 2013; 10: 53-8.
4) Petrowsky H, Demartines N, Rousson V, et al. Evidence-based value of prophylactic drainage in gastrointestinal surgery: a systematic review and meta-analyses. Ann Surg. 2004; 240: 1074-84.
5) Sarr MG, Parikh KJ, Minken SL, et al. Closed-suction versus Penrose drainage after cholecystectomy. A prospective, randomized evaluation. Am J Surg. 1987; 153: 394-8.
6) Fingerhut A, Hay JM, Delalande JP, et al. Passive vs. closed suction drainage after perineal wound closure following abdominoperineal rectal excision for carcinoma. A multicenter, controlled trial. The French Association for Surgical Research. Dis Colon Rectum. 1995; 38: 926-

32.
7) Uetsuji S, Kwon AH, Komada H, et al. Clinical evaluation of closed suction drainage following hepatectomy. Surg Today. 1997; 27: 298-301.
8) Drinkwater CJ, Neil MJ. Optimal timing of wound drain removal following total joint arthroplasty. J Arthroplasty. 1995; 10: 185-9.
9) Kawai M, Tani M, Terasawa H, et al. Early removal of prophylactic drains reduces the risk of intra-abdominal infections in patients with pancreatic head resection: prospective study for 104 consecutive patients. Ann Surg. 2006; 244: 1-7.
10) Weiss Y. Simplified management of operative wounds by early exposure. Int Surg. 1983; 68: 237-40.
11) Chrintz H, Vibits H, Cordtz TO, et al. Need for surgical wound dressing. Br J Surg. 1989; 76: 204-5.
12) Tsujinaka T, Yamamoto K, Fujita J, et al. Subcuticular sutures versus staples for skin closure after open gastrointestinal surgery: a phase 3, multicentre, open-label, randomised controlled trial. Lancet. 2013; 382: 1105-12.
13) Kobayashi S, Ito M, Yamamoto S, et al. Randomized clinical trial of skin closure by subcuticular suture or skin stapling after elective colorectal cancer surgery. Br J Surg. 2015; 102: 495-500.

〈清水潤三〉

F 洗浄・消毒・滅菌

Summary

▶手術器具の洗浄滅菌が適切に行われているかどうかを病院として監視するシステムが必要である．

　手術器械の滅菌は外部から患者体内への微生物の侵入を最小限に抑制する目的で行われる．手術器械には洗浄滅菌を繰り返し行うことができるもの，洗浄滅菌の回数に限度が設定されているもの，単回使用のものの3つがある．複数回使用が認められている器械は，手術後に血液などの汚れを洗浄によりできるだけ減少させることが重要である．ウオッシャーディスインフェクターなどを使用して汚染が拡大しないように適切に洗浄する．洗浄が不十分である場合には滅菌が不十分になるので洗浄工程は非常に重要である．手術器具の滅菌には滅菌バリデーションが確実に行われている滅菌器を使用し熟練した担当者が行う[1]．滅菌包装は滅菌対象物や滅菌方法に適した方法で行う．滅菌工程では各種パラメーター，化学的，生物学的インジケーターを使用し，終了時に被滅菌物の無菌性を確認，保証する手段を採用する．単回使用器材（single use device：SUD）を安易に再滅菌して患者に使用することは，感染のリスクが高く，性能の劣化からくる不具合による医療事故の原因となる．そのため日本ではSUDsの再利用は薬事法で認められていない．また，手術器具は内視鏡手術を中心に複雑な構造をもつ新しい器械が次々と導入されている．ロボット手術の器械など使用後の洗浄に注意が必要なものもあるため，導入時には洗浄方法を含めて販売業者と各病院の材料部での十分な情報共有が重要と考えられる．消化器外科領域では滅菌不良がSSIの要因となることはあまり経験しないが，心臓血管外科あるいは整形外科領域では洗浄および滅菌の不具合がSSIのアウトブレイクにつながることが往々にしてあるため，ICTは常に手術器械の洗浄滅菌工程が適切になされているかを監視する必要がある．

参考文献
1) 小林寛伊, 青木範充, 宇佐美光司, 他. 医療現場における滅菌保証のガイドライン 2000. 医療器械学 2000: 70: 294-302.

〈清水潤三〉

G 注目される新たな対策:
保菌患者の除菌,正常体温,高濃度酸素,抗菌縫合糸

Summary
- ▶術前の鼻腔 MRSA 保菌患者の除菌および抗 MRSA 薬の使用は心臓血管外科および整形外科領域では有用性が示されている.
- ▶術中の体温管理は SSI 予防策として重要である.
- ▶術中の高濃度酸素投与は大腸手術において SSI 予防策となる.
- ▶抗菌縫合糸は SSI 対策として有用である.

MRSA 保菌患者の対策

　黄色ブドウ球菌の鼻腔保菌が SSI 発生のリスクになることが報告されている.2002 年に報告された大規模な RCT では手術患者全員にムピロシン軟膏を投与しても SSI を減少させることはできなかった.しかし鼻腔に黄色ブドウ球菌を保菌している症例では,除菌により黄色ブドウ球菌による術後感染が有意に減少した[1].術前に黄色ブドウ球菌保菌者を抽出して,保菌者のみを除菌することが有効と考えられる.黄色ブドウ球菌が SSI の起炎菌となることが多い心臓血管外科や整形外科領域では多くの研究がなされている.整形外科手術の鼻腔黄色ブドウ球菌保菌と SSI に関するメタ解析では,整形外科手術の術前鼻腔黄色ブドウ球菌保菌患者は SSI のリスクが増大し(OR = 5.92, 95% CI [1.15-30.39]; p = 0.033),除菌(ムピロシンとクロルヘキシジンシャワー)の SSI に対する効果については有意な差はないものの(サンプル数が少ないため)SSI を減少させる可能性がある(OR = 0.60, 95% CI [0.34-1.06]; p = 0.08)としている[2].また心臓血管外科と整形外科における術前鼻腔除菌とグリコペプチド投与が SSI を減少させるかどうかに関するメタ解析では術前鼻腔除菌は有意に SSI を減少させ(RR 0.39, 95% CI 0.31-0.50),グリコペプチド投与が β ラクタム抗菌薬よりも MRSA による SSI を減少させ(RR 0.40, 95% CI 0.20-0.80),術前鼻腔除菌とグリコペプチド投与は Gram positive の SSI を減少させる(RR 0.41, 95% CI 0.30-0.56)としている[3].日本化学療法学

会・日本感染症学会の「MRSA 感染症の治療ガイドライン―改訂版―2014」では術後感染予防投与として，1) ルーチンの抗 MRSA 薬による術後感染予防は原則行わない，2) 術前 MRSA 保菌患者に対して，抗 MRSA 薬の予防投与とともに，術前における鼻腔へのムピロシン軟膏塗布による除菌を考慮する．除菌法として 4％クロルヘキシジングルコン酸塩液を用いたシャワー／入浴も行われている．3) 全手術患者に対するルーチンの術前 MRSA 保菌チェックは推奨しない．4) MRSA 保菌高リスク患者においては術前に MRSA 保菌チェックを考慮する．5) 術前に手術操作の及ぶ部位から MRSA が検出されている場合は抗 MRSA 薬の予防投与を行う．6) 特定のハイリスク手術（心臓手術，人工関節手術）において MRSA による SSI 集団発生が認められた場合，抗 MRSA 薬の予防投与や術前 MRSA 保菌チェックを感染対策チームまたは感染症の専門家とともに検討する．7) 一般的に抗 MRSA 薬の予防投与には VCM が用いられ，執刀前 2 時間以内に投与を開始し，単回使用とする．8) 心臓血管手術や準清潔手術で抗 MRSA 薬による予防投与を行う場合，βラクタム系薬との併用を行う．9) セファロスポリン系またはペニシリン系薬が第 1 選択の予防抗菌薬となる手術において，これらの抗菌薬にアレルギーの場合，VCM が代替薬として推奨される．

正常体温

深部体温が 1.5 度下がると致死的な心合併症のリスクが 3 倍になり，低体温が起きると凝固能異常，薬物代謝異常が起こり，低体温に起因する血管収縮による創感染も起こりやすくなるとされている[4]．Kurz らは大腸がん手術 200 例を対象として従来の管理方法と術中に積極的に加温する群に分けて術後の創感染の発生率を比較する RCT を報告した[5]．創感染は 19％と 6％と有意に加温群で低率であった．米国の手術ケア改善プロジェクト（SCIP）でも体温管理はバンドルの 1 つとしてあげられているが，いつから保温を開始するのか，どのような方法で加温することがよいかについては明らかではない．一般的に体温は麻酔導入から気管挿管時に最も大きく低下し，その後 1 時間に 1.5 度のペースで低下するとされている．術中の低体温を予防するためには麻酔導入の前から加温することが必要であると考えられるが今後さらなる検討を要する．

高濃度酸素

　組織における血流や酸素濃度と SSI が関連することが指摘されている．清潔手術で無菌的に閉鎖された創部内でも無菌状態ではなく，必ずホストの免疫機能と微生物の間で攻防が繰り広げられている．好中球は酸素化により細菌を殺菌する（oxydative killing）．酸素分子から superoxide radicals を産生することにより oxydative killing が起こる．この反応の速度は NADPH-linked oxygenase を介して起こり，組織の酸素分圧に依存するといわれている．喫煙者，低体温，長時間手術で SSI が増加する理由として組織血流の低下から組織の酸素分圧が低下して結果として微生物を殺菌することができず SSI に至ると考えられる．高濃度酸素（FiO_2 80％）を投与することで組織の酸素分圧を上昇させ SSI を低減させる試みが報告されている．2013 年のシステマティックレビューでは術中の高濃度酸素投与は予防的抗菌薬投与下の手術患者の SSI 発症リスクを低下させると結論づけている[6]．2014 年の CDC ガイドラインドラフトでも取り上げられており，今後の動向が注目されている．

抗菌縫合糸

　手術で用いる縫合糸は日本では伝統的に絹糸を多く用いられてきた．SSI を起こすのに必要な細菌数は組織 1g あたり 10^5 個であるが[7]，絹糸の存在下では 10^2 で SSI が起こるとされている．米国では 1970 年後半すでに創閉鎖における糸の選択について，絹糸のほうが吸収糸より創感染や縫合糸膿瘍が有意に高率であると報告されている[8, 9]．さらに腹壁縫合の縫合糸と縫合方法に関するメタアナリシスでも[10-12]，モノフィラメントの吸収糸が適しているとしている．最近では抗菌薬含有の縫合糸が使用できるようになり，様々な研究がなされている．メタ解析では抗菌薬含有による有用性が示されている[13]．2014 年に Lancet に掲載されたドイツで実施された RCT の論文[14]では腹壁の縫合糸をトリクロサン入り PDS と抗菌薬なし PDS で比較していて，結果はトリクロサン縫合糸に SSI 抑制効果はないとしている．primary endpoint は表層および深部切開創 SSI としていて問題と考えられる．トリクロサン入りの抗菌薬は筋膜縫合のみに使用されているので表層切開創 SSI に影響があると考えることに無理がある．しかも腹壁離開（burst abdomen）は 1.9％ vs 4.5％と有意にトリクロサン入りの群で少な

かったことから効果があると考えられる.

参考文献
1) Perl TM, Cullen JJ, Wenzel RP, et al. Intranasal mupirocin to prevent postoperative *Staphylococcus aureus* infections. N Engl J Med. 2002; 346: 1871-7.
2) Levy PY, Ollivier M, Drancourt M, et al. Relation between nasal carriage of Staphylococcus aureus and surgical site infection in orthopedic surgery: the role of nasal contamination. A systematic literature review and meta-analysis. Orthop Traumatol Surg Res. 2013; 99: 645-51.
3) Schweizer M, Perencevich E, McDanel J, et al. Effectiveness of a bundled intervention of decolonization and prophylaxis to decrease Gram positive surgical site infections after cardiac or orthopedic surgery: systematic review and meta-analysis. BMJ. 2013; 346: f2743.
4) Sessler DI, Akça O. Nonpharmacological prevention of surgical wound infections. Clin Infect Dis. 2002; 35: 1397-404.
5) Kurz A, Sessler DI, Lenhardt R. Perioperative normothermia to reduce the incidence of surgical-wound infection and shorten hospitalization. Study of Wound Infection and Temperature Group. N Engl J Med. 1996; 334: 1209-15.
6) Hovaguimian F, Lysakowski C, Elia N, et al. Effect of intraoperative high inspired oxygen fraction on surgical site infection, postoperative nausea and vomiting, and pulmonary function: systematic review and meta-analysis of randomized controlled trials. Anesthesiology. 2013; 119: 303-16.
7) Noble WC. The production of subcutaneous staphylococcal skin lesions in mice. Br J Exp Pathol. 1965; 46: 254-62.
8) Adams IW, Bell MS, Driver RM, et al. A comparative trial of polyglycolic acid and silk as suture materials for accidental wounds. Lancet. 1977; 10: 1216-7.
9) Kronborg O. Polyglycolic acid (Dexon) versus silk for fascial closure of abdominal incisions. Acta Chir Scand. 1976; 142: 9-12.
10) Rucinski J, Margolis M, Panagopoulos G, et al. Closure of the abdominal midline fascia: meta-analysis delineates the optimal technique. Am Surg. 2001; 7: 421-6.
11) van't Riet M, Steyerberg EW, Nellensteyn J, et al. Meta-analysis of techniques for closure of midline abdominal incisions. Br J Surg. 2002; 89: 1350-6.
12) Ceydeli A, Rucinski J, Wise L. Finding the best abdominal closure: an evidence-based review of the literature. Curr Surg. 2005; 62: 220-5.
13) Edmiston CE Jr, Daoud FC, Leaper D. Is there an evidence-based argument for embracing an antimicrobial (triclosan)-coated suture technology to reduce the risk for surgical-site infections?: A meta-analysis. Surgery. 2013; 154: 89-100.
14) Diener MK, Knebel P, Kieser M, et al. Effectiveness of triclosan-coated PDS Plus versus uncoated PDS II sutures for prevention of surgical site infection after abdominal wall closure: the randomised controlled PROUD trial. Lancet. 2014; 384: 142-52.

〈清水潤三〉

H SSI サーベイランス

Summary
- ▶SSI の定義は深さによって 3 つに分類させている．
- ▶サーベイランスは症例のもれがないよう，効率的に行う必要がある．
- ▶サーベイランスはデータの収集だけで終わってはいけない．フィードバックを行い，SSI 予防策を見直しさらにその結果を確認するというサイクルを繰り返すことで SSI の低減が得られる．

SSI の定義

手術部位感染は創感染だけではなく手術により操作された部位すべてが対象となる．1999 年に出された CDC のガイドラインに定義されており，この定義に則って診断すべきである．正確に日本語訳されたものを基に解説する．手術部位感染は深さにより 3 つに分類され，深さごとに定義されている．この定義は非常に重要であるので以下に記載する．

表層切開創 SSI：感染が手術後 30 日以内に起こる
　さらに　感染が切開創の皮膚と皮下組織のみである
　さらに　患者は次の少なくとも 1 つにあてはまる
　　a）表層切開創から膿性排液がある．
　　b）表層切開創から無菌的に採取した液体または組織から病原体が分離される．
　　c）以下の感染の徴候や症状が少なくとも 1 つある：疼痛，圧痛，局所性腫脹，発赤，熱感．さら表層切開創が手術医によって意図的に開放され，培養陽性あるいは培養されなかった場合．培養陰性の場合はこの基準を満たさない．
　　d）手術医または主治医による表層切開創 SSI の診断．
　＜注意点＞
　● 刺入部膿瘍（縫合糸の刺入部に限局した微小な炎症と浸出）を感染に含

- めない．
- 限局した刺創の感染をSSIとして報告しないこと．深さによって，皮膚または軟部組織の感染と報告する．
- 新生児の環状切除部位の感染はCIRCと報告する．新生児の環状切除はNHSN手術手技ではない．
- 熱傷の感染はBURNと報告する．
- 切開創の感染が筋膜や筋層に広がるならば，深部切開創SSIと報告する．
- 表層と深部の両方に及ぶ切開創の感染は，深部切開創SSIに分類する．

深部切開創SSI：表8に応じて術後30日以内または90日以内に感染が発生する．
　　さらに　感染が深部の軟部組織（筋膜と筋層）に及んでいる．
　　さらに　以下の少なくとも1つにあてはまる．
　　　a）手術部位の臓器/体腔部分からではなく，深部切開部から排膿がある．

表8　手術部位と観察期間

30日間				90日間	
AAA	腹部大動脈瘤修復	LAM	椎弓切除術	BRST	乳房手術
AMP	四肢切断術	LTP	肝臓移植	CARD	心臓手術
APPY	虫垂の手術	NECK	頸部手術	CBGB	冠動脈バイパスグラフト別採取
AVSD	透析シャント	NEPH	腎臓手術	CBGC	冠動脈バイパスグラフト同部位
BILI	肝胆膵手術	OVRY	卵巣手術	CRAN	開頭術
CEA	頸動脈内膜切除術	PRST	前立腺手術	FUSN	脊髄固定術
CHOL	胆嚢手術	REC	直腸手術	FX	骨折の観血的整復術
COLO	結腸手術	SB	小腸手術	HER	ヘルニア手術
CSEC	帝王切開術	SPLE	脾臓手術	HPRO	人工股関節手術
GAST	胃手術	THOR	胸部手術	KPRO	人工膝関節手術
HTP	心臓移植	THYR	甲状腺副甲状腺手術	PACE	ペースメーカー手術
HYST	腹式子宮摘出術	VHYS	経腟的子宮摘出術	PVBY	末梢血管バイパス手術
KTP	腎臓移植	XLAP	試験開腹術	RFUSN	脊髄再固定術
				VSHN	脳室シャント

b) 深部切開創が自然に「哆開」あるいは手術医によって意図的に開放された場合で，かつ，切開部の培養が陽性かあるいは培養されておらず，以下の感染の徴候や症状が少なくとも 1 つ以上ある：発熱（＞ 38℃），限局した疼痛，限局した圧痛．培養陰性の場合はこの基準を満たさない．
c) 深部切開創に及ぶ膿瘍または他の感染の証拠が，直接的検索，再手術中，組織病理学的，放射線学的検査によって発見される．
d) 手術医あるいは主治医による深部切開創 SSI の診断．

＜注意点＞
- 表層と深部の両方に及ぶ切開創の感染は，深部切開創 SSI に分類する．

臓器 / 体腔 SSI：表 8 に応じて術後 30 日以内または 90 日以内に感染が発生する．
　さらに　感染は手術手技中に開放されあるいは操作された身体のいずれかの部位に及ぶ．皮膚切開創，筋膜または筋層を除く
　さらに　患者は次の少なくとも 1 つにあてはまる
a) 刺創を通じて臓器 / 体腔に留置されているドレーンから膿性排液がある．

表9 臓器体腔感染の部位

コード	部位	コード	部位
BONE	骨髄炎	JNT	関節，滑液包
BRST	乳房腫瘍，乳腺炎	LUNG	下気道感染
CARD	心筋炎，心膜炎	MED	縦隔炎
DISC	椎間板腔	MEN	髄膜炎
EAR	耳，乳様突起	ORAL	口腔
EMET	子宮内膜炎	OREP	生殖器
ENDO	心内膜炎	OUTI	その他の尿路
EYE	結膜炎以外の眼感染	SA	脊髄膿腫
GIT	消化管	SINU	副鼻腔炎
HEP	肝炎	UR	上気道
IAB	腹腔内	VASC	血管の感染
IC	頭蓋内，脳腫瘍または硬膜	VCUF	腟断端

b) 臓器/体腔から無菌的に採取した液体または組織検体からの病原菌が分離される．
　c) 臓器/体腔に及ぶ膿瘍または他の感染の証拠が，直接的検索，再手術中，組織病理学的，放射線学的検査によって発見される．
　d) 手術医あるいは主治医による臓器/体腔SSIの診断．
　e) 表9の特異的臓器/体腔感染部位に対する少なくとも1つの基準を満たす．

SSIの診断に困るもの

　表層切開創SSIで問題になりやすいのは脂肪壊死である．これは皮下組織を斜めに切開した結果，脂肪組織が壊死に陥ったテクニカルエラーと考えられるがSSIとの鑑別が難しいことがある．培養の結果陽性であればSSI，陰性であれば脂肪壊死とすべきかと思われる[3]．30日間観察できない創の場合SSIの判定が困難である．術後出血で再手術した場合，24時間以内であれば最初の手術の手術時間に止血術の手術時間を足して1つの手術として判定する．ただし感染が原因で再手術した場合には30日観察されなくともSSIと判定しなくてはならない．これらは後に述べるサーベイランスの際に重要で注意が必要である．

SSIサーベイランス

　SSIサーベイランスを行うことではじめて正確なSSI発生率を認識できる．チーム医療として対策を講じることが可能となり結果としてSSIが低減する．SSIサーベイランスを行うとSSIが減少することはいくつもの事例で示されており確立している．Cruseら[1]，Condonら[2]はサーベイランスによりSSIが減少したことを報告している．本邦でも報告がある[3,4]．

サーベイランスの対象決定

　SSIサーベイランスをはじめるにあたり，まず対象の手術手技を決める．手術手技はNHSNマニュアルに定義されている．その施設で多く行われている手術手技を選ぶことが勧められる．なぜなら症例数が少ないとデータの蓄積に時間を要し介入した効果を確認するにも時間を要するからである．

SSI が比較的多い消化器外科の手術は症例数も多く対象としてよいと思われる．また心臓血管外科と整形外科については SSI の発生は比較的少ないものの SSI を起こすと致死的なのでサーベイランスの価値は高いと思われる．SSI が多くないので症例数が多い施設であればサーベイランスを行いやすいと考えられる．対象科のなかでサポートをしてくれる医師がいることもサーベイランスを円滑に進めるのに重要なので対象を決めるときには考慮すべきである．サーベイランス開始当初はできるだけ対象を少なく絞って行うことがポイントとなる．サーベイランスのシステムがある程度完成すれば，徐々に対象手術を増やしていくことも可能になる．

サーベイランスの実施期間

サーベイランスを行う期間はサーベインランスを始める前に設定しておく．サーベイランスの期間についてはサーベイランスの対象により適切な長さを設定する必要がある．必ずしも1年間連続でしなければならないというようなことはないが SSI を低減させていくには数年を要することもある．継続して行うとしても，少なくともフィードバックのタイミングは最初に設定しておく．実施期間としては，有益な情報を得ることができる十分な症例数を集める期間を設定することが重要である．期間が長いほうが症例数を多く得ることができる反面，介入するのが遅れることになる．逆に期間が短いと症例数が少なくなり，データ解析結果の信頼性が低下する．過去の手術実績を考慮して予定される症例数から期間設定を行うことが現実的である．具体的な期間の例としては，感染率が 10〜20％と考えられる消化器外科手術では 50 例から 100 例を収集する期間がサーベイランスの期間として十分と思われる．感染率が数％の心臓血管外科や整形外科では 150 例から 200 例ほどの集計を要する期間が必要と思われる．ただしあまり期間が長くなるようであれば半分のところで中間成績を算出しても良いと思われる．

収集する項目と収集方法

サーベイランスの項目は少ないと労力が少なくてすむが，SSI を減らすための介入が困難となってしまう．逆に項目を多く設定するといろいろなことが検討可能となるが労力が増加することになる．日本環境感染学会の学会事業として JHAIS (Japanese healthcare associated infections surveillance：ジェイハイスと発音）委員会が行っているシステムではJHAIS項目として分母項目17（手術日，患者ID，年齢，性，手術手技コード，手術時間，ASA分類，創分類，全麻，緊急，外傷，埋入物，内視鏡，合併手術，人工肛門，日帰り，SSIの有無），分子項目11（診断日，深さ，部位，時期，検体，病原体，転帰（血流感染，死亡），皮下膿瘍，縫合不全，遺残膿瘍）の28項目をサーベイランス項目としている．これらは基本的な項目であり，JHAISにもデータ送付が可能となるという点で最低限必要な項目と思われる．各施設で必要と考えられる項目を追加してみてもよく，例としては抗菌薬の種類や投与日数，ドレーンの挿入日数，術後創部の管理方法などが候補としてあげられる．ただし項目を多くするとサーベイランスの作業量が増加することに注意が必要である．

　データの収集法としてはワークシートを用いると円滑になる．対象症例をもらさないように，無駄のない合理的に行えるシステムを作る．市立豊中病院でのSSIサーベイランスの流れを例として示す．手術室の外回りナースは対象症例に対しワークシートをカルテに挟み必要事項を記入する．このとき必ず創分類を術者に確認する．創分類については特に消化器外科でよく質問されることがある．例えばマイルズ術などストーマを作った場合は，準清潔手術ではなく汚染手術とするのかと質問されることがあるがマイルズ術は準清潔手術である．ストーマ作成も準清潔である．胃空腸吻合など上部消化管の手術で，内溶液が少し漏出した場合，すべて汚染手術とするのかということも良く質問される．消化液が多量に漏れた場合を汚染手術にすると定義されている．判断に迷う症例があると思われるが，少し漏出した手術はどちらかといえば準清潔手術でよいと思われる．また虫垂切除術では炎症の程度により創分類を分けるべきである．カタル性虫垂炎の場合は準清潔，蜂窩織炎性虫垂炎では汚染創，穿孔性あるいは壊死性虫垂炎では感染創とあらかじめ決めておくと混乱が生じないと考えられる．

　ワークシートにはICUおよび病棟で担当看護婦が必要事項を記入する．SSIが発生した場合には担当医が必要事項（感染発生日，深さ，起炎菌など）を記入する．記載済のワークシートは病棟リンクナースが内容を確認し所定の棚に入れる．ICDは月1回ワークシートを回収して，データをコンピュータ入力したうえで分析を行う．このような分業を行うことで，特定メンバーの負担を軽減するだけでなく，多くの人たちが関わり活動に広がりが生まれると考えられ効果的である．できるだけ無駄のないサーベイランスシステムを各施設に応じて構築することが重要である．

データ活用方法

　対象症例数が多い施設ではワークシートの発行や，データ入力などで相当な仕事が発生することとなる．できるだけ入力の作業を省略することが重要になる．市立堺病院でのSSIサーベイランスでは，麻酔科のデータベースを利用させてもらうことで省力化を行った．麻酔科医は日常業務として麻酔記録をコンピュータ入力しているので，そこから必要症例のデータを拾い上げることでデータ入力量が減少する．また市立豊中病院ではオーダリングシステムから対象手術のオーダー情報を自動的に拾い上げて，入力の担当者へ配布することで入力量を減らしている．このような方法を用いれば症例のID，手術日，手術術式，年齢，性別，手術時間などの基本的な情報は入力せずにSSIに関連する項目のみを入力すればよいようになる．

対象部署の理解と協力の獲得

　サーベイランスを開始する前にまず関係する部署で勉強会を行う必要がある．具体的な部署としては手術室の看護師，病棟の看護師，外来の看護師，ICUの看護師，麻酔科医，外科医があげられ，それぞれを対象として勉強会を行う．手術室の看護師に対しては，手術の清潔度はもちろんのこと，執刀時の抗菌薬の投与や，3時間を超える手術での追加投与について，また創分類やASA分類について詳しく説明が必要と考えられる．病棟，外来，ICUの看護師に対しては，SSIの判定について詳しい説明が必要である．麻酔科医，外科医には必要性と協力を要請することが重要となり，ASAについてもサーベイランスに必要なので情報提供をお願いすることになる．勉強会資料としてはSSIの定義，ASA分類の定義，創分類の定義，ワークシートなどを準備する．勉強会で最も重要なのはサーベイランスが円滑に行えるように職員に周知してもらうことである．サーベイランスを行うと関係する職員は必ず業務が増加するので，感染を減らすという目的を十分理解してもらえないと協力が得られない．SSIに関する知識を共有するとともに，協同してSSIを減らしていこうとする目的意識を共有することが重要である．

データ収集しケース判定を行う

　データ収集を始めるにあたり，サーベイランスを開始する時期を設定して各部署に勉強会の時点で周知してもらう．サーベイランスの開始後はワークシートの記入や分担がうまく行えているかどうか確認が必要である．特定の職員に負担がかかり過ぎていないか注意を払う必要がある．当初計画していた方法が常にうまくいく方法であるとは限らないので確認の上必要があればシステムを随時変更しなければならない．手術室で対象手術に漏れなくワークシートが発行されているかどうか，病棟での記入が漏れなくなされているかどうかを check して常にメンテナンスを行う．

　SSI の観察期間が終わればワークシートを回収し，遅滞なくデータを入力していく．症例数により収集の間隔は変わるが一般的には 2 週間あるいは 1 カ月に 1 回は回収と入力をすることになる．サーベイランスを行っている期間は常に症例が蓄積されていくので定期的に入力作業を行わなければならない．データ入力のときに記入漏れが判明することが多く見受けられる．記入漏れがあると入力ができないので，再度カルテで確認する作業が必要となり結構な労力を要する．できるだけ記入漏れが生じないようなシステムにする必要がある．特に漏れてはいけない項目として SSI の有無があげられる．これが漏れているとサーベイランスの根幹にかかわるが，実際には漏れていることが多い．そこで市立豊中病院では退院時に主治医に SSI の有無を必ず確認し，主治医のサインもしてもらうようにルールを決めて対応した．また術後在院日数の短縮から退院時には SSI がなくても退院後に SSI が発生することもある．腹腔鏡下胆嚢摘出術などでは 2，3 日で退院するので SSI は必ず外来で発見されることになる．そこで外来でのサーベイランスも重要となる．市立豊中病院では外科外来にサーベイランス check シートを置き，SSI が発見された場合には必ず患者 ID と発見日，培養の有無を記入してもらうようにしている．

　SSI の判定は基本的に簡単なので，ナースが主に判定して何も問題がない．ただし時に判定に悩む症例があって，ICT が判定に加わらなければならない場合もある．例えば胃全摘術の術後に食事を開始したとたん熱が出た．絶食にしたところ解熱した．創部に異常は認めない．このような症例の場合，発熱が縫合不全によるものであれば SSI（深さは臓器体腔）の判定になるが，絶食後に食事をしたために bacterial translocation が起こった可能性もある．吻合部造影で縫合不全の有無を確認し，SSI かどうか検討する必要がある．

感染率の算出とベンチマーキングを行う

　サーベイランスの集計がある一定の期間経過すれば，感染率を計算する．感染率の計算は非常に単純で，（特定の期間に行われた手術での感染者数）÷（特定の期間行われた手術数）で算出する．手術手技コード別に算出してはじめて比較が可能になる．手術手技コードはもともと米国で作成されたもので，日本の手術とはいくつかなじまないところが指摘されている．そこでJHAISでは食道手術（ESOP）を新たに作成し大腸手術（COLO）を結腸手術（COLN）と直腸手術（REC）に分けている．今後は日本で多い胃の手術と肝胆膵手術が分類される可能性がある．いずれにしてもSSIは手術術式により大きく異なるので同一の手術で比較しなければいけない．

ベースラインを明らかにする

　サーベイランスの開始後，初めて結果が得られたときは，その施設の過去のデータがないので，NHSN（www.cdc.gov/nhsn/pdfs/datastat/2008nhsnreport.pdf）あるいはJHAIS[5]（www.kankyokansen.org/modules/iinkai/index.php?content_id=5）のデータを参照して比較する．データを分析する際には注意が必要である．感染率がNNISやJHAISより高いからといってすぐに感染対策が不足しているということではなく，逆に低いからといって感染対策が十分とは言い切れない．施設ごとで患者の重症度や治療方法が異なるからである．そのような対象の違いを補正し比較するために，患者群をひとくくりにせず，リスクの大小によってグループ分け（層化）して，それぞれのグループ毎に感染率を比較する．すなわち標準化感染比（standardized infection ratio: SIR）を算出すれば全体との比較が可能となる．手術部位感染に影響のある3つのリスクインデックス（75パーセンタイルを超える手術時間，ASA分類が3以上，創分類が汚染手術または感染手術）でカテゴリー分類した上で，カテゴリー毎に予測される感染数を全国集計の感染率から算出し，これで実際に発生した感染数を割ればSIRとなる．つまりSIRが1であれば全国集計と同じで，1より多いと感染が多いことになる．

プロセスサーベイランスを通して対策を評価する

　SSIがJHAISと比較して明らかに多い，あるいはサーベイランスの経過で明らかな増加があれば，その原因を究明しなければならない．原因はいろいろな因子が関係している可能性があり，簡単にわかることの方が少ない．また個々の病院や診療科によっても原因は異なると思われる．CDCの手術部位感染予防のガイドライン通りにしているかどうかをcheckすることは最初のステップとなる．次のステップとしてSSIを起こした患者群の共通点を探す．感染の深さや感染の時期，病棟，執刀医，ケアに関わった職員，処置や使用した器具などで共通していることをcheckする．共通点の中にSSIの原因が隠れている可能性がある．原因を見つける方法の1つとして，関係する職員に考えられる原因をインタビューすることも重要である．「毎日の医療行為の中で，何が感染に関わっていると感じますか」というきわめて素朴な疑問を投げかけ，1つ1つの医療行為を想い起こしながら，考えてもらう．SSIは手術中の汚染を原因とすることが多いので，手術中の感染対策を見直すことは重要である．CDCのガイドラインで示されている対策[3]は外科医とよく相談したうえで導入を考えることが大切である．手術室に入り実際の手術を見学させてもらうためには，外科医および手術室ナースと十分なコミュニケーションがとれていることが条件となるが，この条件をクリアしていれば，視察は高い効果が得られる可能性がある．

　改善策の周知徹底が済めば再度サーベイランスを行い，改善策の効果を確認する．1) SSI発生率を調べる，2) データを解析しフィードバックする，3) 再びSSIを調べる，この繰り返しによりSSIを減らすことがサーベイランスそのものである．決してSSIのデータを調べて全国平均と比較するだけで終わってはいけない．

フィードバック

　サーベイランスデータの分析が完了したならばできるだけ早くフィードバックすべきである．フィードバックする際には，いつ改善策を導入するかまで示しておくことも重要で，対策の開始が病棟ごとに違ったりすると次回の分析時に改善策が効いたのかどうか判定に困ることになる．フィードバックの対象としては外科医，手術室のナース，病棟のナース，ICUのナースにフィードバックすることはもちろんのこと，他の部門の職員にも情報を提

供するほうがよいと思われる．SSI に関わる項目の多くは全ての手術や手技に共通していることが多く，得られた改善策は他の部門でも適用することができるからである．フィードバックのときにはデータを示すために，できればA4の用紙1枚程度に結果をまとめて配布すると勤務に入っていない職員にも結果を知らせることができるので効果的である．外科医にはカンファレンスなどを利用して直接，結果を伝える．SSI の感染対策をうまく進めるには外科医の協力が不可欠で，外科医に対するフィードバックの際に，互いに感想を出し合う中で有効な対策が生まれることも多いので活用すべきである．データをフィードバックする際には，感情的な反発を生じさせないように十分な配慮をする必要がある．全ての医療者は自身の行為にプライドを持って働いているプロ集団であり，結果が良くないときには特に注意を要する．感情のもつれからサーベイランスが継続できなくなることもあるので，冷静にかつ，繊細に結果を提示することが肝要である．フィードバックの期間は最低でも半年に1回は行うべきである．症例数が多い施設では1，2カ月に1回のペースでもよい．手術室や病棟は詰所会などを利用して結果を伝えれば良い．また他の職員にはICTニュースなどを利用して，SSI の現状を伝える．フィードバックを通して手術に関わる職員全員に常にSSI 予防を意識して業務を行ってもらうよう刺激するということがサーベイランスを機能させるために重要である．つまり常時SSI をモニターして「みていますよ」というメッセージを伝えておくことが見張り効果を高め，結果としてSSI の低減につながる．

参考文献
1) Cruse PJ, Foord R. The epidemiology of wound infection – a 10 year prospective study of 62939 wounds. Surg Clin N A. 1980; 60: 27-40.
2) Condon RE, Schulte WJ, Malangoni MA, et al. Effectiveness of a surgical wound surveillance program. Arch Surg. 1983; 118: 303-7.
3) Morikane K, Nishioka M, Tanimura H, et al. Using surveillance data to direct infection control efforts to reduce surgical site infections following clean abdominal operations in Japan. Infection Control and Hospital Epidemiology. 2002; 23: 404-6.
4) 清水潤三, 福森華子, 上野敬子, 他. 胃手術に対する5年間の手術部位感染サーベイランス効果. 環境感染. 2004; 19: 301-5.
5) 森兼啓太, 小西敏郎, 西岡みどり, 他. JNIS 委員会報告(2): 日本病院感染サーベイランスの現状. 環境感染, 2002; 17: 289-93.

〈清水潤三〉

Chapter 3 抗菌薬と耐性菌

Infection Control for Surgeon

A 抗菌化学療法の基本

Summary

- ▶なんとなく，念のために抗菌薬を使用することは慎むべきである．
- ▶抗菌薬投与開始前には，原因検索のため必ず血液や膿，尿，喀痰などの検体採取を行うべきである．
- ▶抗菌薬投与数日後には必ず，効果判定を行う．
- ▶起因菌，薬剤感受性が判明したら，効果のある狭域抗菌薬に切り替える．

抗菌薬使用の目的を明らかにする

　感染症診療では第1に，抗菌薬が必要な感染症か否かという適切な診断が重要である．「発熱があるから感染症」，「白血球増多，CRPが上昇しているから感染症」と短絡的な発想をして，「なんとなく，念のために抗菌薬を使用する」ことは慎むべきである．抗菌薬の適正使用の第1歩は「なぜ抗菌薬が必要なのか」を十分に検討することである．

抗菌薬選択のポイント

　感染症，特に重症感染症では適切な治療が遅れると予後が悪化することが知られている[1]．したがって原因微生物を外さないスペクトラムの抗菌薬を選択することが重要である．しかし，何でもかんでも広域スペクトラムの抗菌薬を選択することが正しいわけではない．広域が意味するところは，疑われる疾患・状況により変化するからである．例えば，腹腔内感染症を例に考えてみると，市中発症の腹腔内感染症では通常の腸内細菌である大腸菌や*Bacteroides*属などの嫌気性菌をカバーできる抗菌薬が選択されるべきであるが，術後の腹腔内感染症では，院内発症であること，手術時にすでに抗菌薬が使われていることなどを考慮し，緑膿菌までカバーする抗菌薬を選択するべきであるし，担がん患者や易感染宿主であればMRSAや真菌なども考

えなくてはならない．このように，発症様式や患者の病態，考えられる感染臓器や侵入門戸から感染微生物を推定し，抗菌薬のスペクトラムから抗菌薬選択をすべきである．

感染原因菌の検索を可能な限り行う

　感染症であると判断し抗菌薬投与を行う際には，必ず抗菌薬を投与する前に血液や膿，尿，喀痰などの検体の採取を行い，原因菌を検索する努力が必要である．抗菌薬投与後に検体を採取し培養を行っても肝心の原因菌は培養されず，単に定着していた細菌が原因菌であるかのように検出され，間違った判断をしてしまうことがある．

抗菌薬投与3〜4日後には必ず効果判定を行う

　抗菌薬投与をはじめたら，必ず3〜4日後には効果判定を行い，効果の認められない場合には中止する．その際別の抗菌薬，さらに抗菌スペクトラムを広げた抗菌薬に安易に切り替えるのではなく，再度，身体診察や細菌検査，必要と思われる各種検査を行い，病態を再評価することが重要である．また効果判定には，白血球やCRPの値だけではなく，臓器特有のパラメータを優先する．例えば胆道系への感染であれば，右上腹部痛やビリルビンなどの肝臓酵素の改善が参考となり，肺炎であれば，呼吸回数や動脈血酸素濃度などを効果判定に用いることが重要である．

培養結果，薬剤感受性結果をもとに標的治療に切り替える

　菌名，薬剤感受性が判明したら，効果のある抗菌薬に切り替えるが，この際には同様の効果が得られるのであればできるだけ狭域スペクトラムの薬剤を選択する．empiric therapyとして使用した広域スペクトラムな抗菌薬の投与で臨床症状や検査データの改善が認められている場合，ついそのままの抗菌薬を継続投与してしまいがちであるが，抗菌薬の適正使用として，きちんとde-escalationすることが，今後の耐性菌制御につながる．

　培養が陰性の場合，①グラム染色では起因菌が確認できるのに培養では生えてこないという現象が起こることがある．この場合はグラム染色結果とempiric therapyで使用した抗菌薬の効果より臨床的に奏効していると判

断できる場合には無理に変更せず投与する．②グラム染色で白血球が観察されるのに一般細菌がみえない場合はウイルス，マイコプラズマ，クラミドフィラ，リケッチアなどグラム染色では染まらない微生物や，レジオネラ，結核菌などグラム染色ではとらえ難い微生物の可能性を考える．③再度感染症かどうかの再評価を行う．膠原病や悪性腫瘍，薬剤アレルギーなどによる発熱ではないか病態の再評価を行う．

参考文献
1) Kumar A, Roberts D, Wood KE, et al. Duration of hypotension before initiation of effective antimicrobial therapy is the critical determinant of survival in human septic shock. Crit Care Med. 2006. 34: 1589-96.

ワンポイントアドバイス

Q1 非複雑性虫垂炎（非穿孔性虫垂炎）に対し保存的治療を行う場合，どのような処方を行うべきか？

A1 非複雑性虫垂炎に対し抗菌薬による保存的治療を行う際，グラム陰性菌や嫌気性菌に対しスペクトラムを有する抗菌薬の選択を行う．抗菌薬治療の効果に関する海外からの報告では，クラブラン酸/アモキシシリンやセフォタキシムとメトロニダゾールなどが評価され，保存的治療の有効性が示されている．本邦での具体的な処方としては，セフメタゾールやフロモキセフで十分と考えられるが，患者状況を的確に判断し抗菌薬の追加・変更や手術適応を考慮しながら経過観察することが重要である．

Q2 消化管穿孔による汎発性腹膜炎症例に対する治療的抗菌薬は何を選択するべきか？

A2 穿孔性腹膜炎の治療はドレナージが最も重要である．抗菌薬としては empiric に大腸菌などの腸内細菌科と嫌気性菌をカバーする．腸球菌に関しては軽症〜中等症では empiric なカバーは不要である．具体的な処方例としては，軽症〜中等症であればセフメタゾールやスルバクタム/アンピシリン，セフトリアキソン＋メトロニダゾールなどが推奨される．重症例ではタゾバクタム/ピペラシリンやカルバペネム系薬，セフォゾプラン＋メトロニダゾールなどの投与が推奨される．

〈小林美奈子〉

B 抗菌薬の種類

Summary
▶抗菌薬には多くの系統，種類があるため，各抗菌薬の特徴を踏まえて抗菌薬を使用するべきである．

　抗菌薬を適正に使用するには，①推定菌（感染臓器や病態により，どのようなものが原因菌として多いか），②感受性（推定菌に感受性のある薬剤，言い換えれば耐性頻度の少ない薬剤はなにか），③体内動態（感染臓器，感染病巣に移行しやすい薬剤はどれかという薬物動態と薬力学），④安全性（副作用や，併用薬との相互作用が少ない薬剤はどれか）を常に念頭に置いて抗菌薬選択をすることが重要である．よって，各抗菌薬の特徴を知っておく必要がある．

ペニシリン系

　ペニシリン系薬はβラクタム環をもつ抗菌薬の代表であり，作用メカニズムは細胞壁の合成阻害である．
　ペニシリン系薬は表10のように分類される．
　古代ペニシリンのペニシリンG（PCG）はグラム陽性球菌の *Staphylococcus aureus*，*Streptococcus* sp. のほか，リステリア（*Listeria* sp.）などのグラム陽性桿菌やペニシリナーゼ非産生淋菌（*Neisseria gonorrhoeae*）などの陰性球菌にも抗菌活性を有しているが，菌体内へ移行しにくいグラム陰性桿菌への抗菌活性に乏しい．
　その後，ペニシリン耐性の *Staphylococcus aureus* の増加に対して，耐性菌用のペニシリンであるナフシリン，オキサシリン，クロキサシリンなどが開発されたが，わが国ではこれらのペニシリナーゼ耐性ペニシリンは市販されておらず，アンピシリン/クロキサシリン（ABPC/MCIPC：ビクシリンS）の合剤のみが販売されているのが現状である．そのため本邦では，メチ

表10 ペニシリン系薬の分類

分類	略号	一般名
古代ペニシリン	PCG	ペニシリンG
ペニシリナーゼ耐性ペニシリン	nafcillin	ナフシリン
	oxacillin	オキサシリン
	MCIPC	クロキサシリン
アミノペニシリン	ABPC	アンピシリン
	AMPC	アモキシシリン
	SBT/ABPC	スルバクタム / アンピシリン
	CVA/AMPC	クラブラン酸 / アモキシシリン
抗緑膿菌ペニシリン	PIPC	ピペラシリン
	TAZ/PIPC	タゾバクタム / ピペラシリン

シリン感受性 *Staphylococcus aureus*（MSSA）に対する第1選択薬はセフェム系のセファゾリン（CEZ）となっている．

　アミノペニシリンは，アンピシリン（ABPC：ビクシリン），アモキシシリン（AMPC：サワシリン），スルバクタム / アンピシリン（SBT/ABPC：ユナシン），クラブラン酸 / アモキシシリン（CVA/AMPC：オーグメンチン）が代表的である．アミノペニシリンは，グラム陽性球菌がスペクトラムの中心であったそれまでのペニシリンに比べ，グラム陰性桿菌，特に腸内細菌（*Escherichia coli* や *Proteus mirabilis* など）やインフルエンザ菌（*Haemophilus influenzae*）まで抗菌スペクトラムが拡大した薬剤である．しかし臨床上重要な点としては，*Klebsiella pneumoniae* は ABPC または AMPC に自然耐性であること，グラム陰性桿菌におけるアミノペニシリン耐性は進行しているため，感受性がある場合にのみ第1選択として使用できる．

　さらに抗菌スペクトラムを緑膿菌（*Pseudomonas aeruginosa*）にまで拡大したピペラシリン（PIPC：ペントシリン），タゾバクタム / ピペラシリン（TAZ/PIPC：ゾシン）などの抗緑膿菌ペニシリンがある．緑膿菌に対し抗菌力があるため，主に医療関連感染の初期治療として使用できる抗菌薬の1つである．

セフェム系

　セフェム系薬はペニシリン系薬と同様に，細菌の細胞壁を通過し細胞質膜

に到達し，細胞質膜上の細胞壁合成酵素であるPBPに結合して細胞壁合成を阻害する．セフェム系薬は，その抗菌力の特徴で第1世代から第4世代に分類される（表11）．基本的には世代が若いほどグラム陽性菌に対する抗菌活性は高く，世代が進むにつれβラクタマーゼへの安定性を増し，その結果グラム陰性菌に対する抗菌活性が増し，グラム陽性菌への抗菌活性が弱まる．またセフェム系薬は，消化器領域でよく検出される腸球菌への抗菌活性を有しないことは是非覚えておいていただきたい．

　第1世代セフェムはセファゾリン（CEZ）に代表され，ブドウ球菌や連鎖球菌などの好気性グラム陽性球菌および一部のグラム陰性桿菌に抗菌活性を有する．

　第2世代セフェム系薬は真の第2世代セファロスポリンとセファマイシン，オキサセフェムに分類される．真の第2世代セファロスポリンはセフォチアム（CTM）とセフロキシム（CXM）が代表薬で，セファマイシンはセフメタゾール（CMZ），オキサセフェムはフロモキセフ（FMOX）である．第2世代セファロスポリン系薬は第1世代と同等のグラム陽性球菌への活性を有し，第1世代よりもβラクタマーゼに対して安定であるため，PEK group（*Proteus mirabilis*，*E. coli*，*Klebsiella* sp.）に対する抗菌活性が強く，特にCTMおよびCXMは *Haemophilus influenzae* や *Moraxella catarrhalis* のようなβラクタマーゼを産生する頻度の高い気道感染症の原因菌にも抗菌活性を有している．CMZはCTMやCXMよりもさらにβラクタ

表11　セフェム系薬の分類

世代	略号	一般名	
第1世代	CEZ	cefazolin	セファゾリン
第2世代	CTM	cefotiam	セフォチアム
	CXM	cefuroxime	セフロキシム
	CMZ	cefmetazole	セフメタゾール
	FMOX	flomoxef	フロモキセフ
第3世代	CAZ	ceftazidime	セフタジジム
	CTRX	ceftriaxone	セフトリアキソン
	CTX	cefotaxime	セフォタキシム
第4世代	CFPM	cefepime	セフェピム
	CZOP	cefozopran	セフォゾプラン
	CPR	cefpirome	セフピロム

マーゼに安定であるため，同酵素を多量に産生する *Bacteroides* sp. にも抗菌活性を有するが，その対価としてグラム陽性球菌への抗菌活性は減弱している．FMOX はセファマイシン系とならび嫌気性菌に対する活性が高い．*E. coli* や *Klebsiella* sp. に対しては抗菌活性が高いが，*Enterobacter* sp. や *Serratia* sp. に対する抗菌力は劣る．

　第3世代セフェム系薬は，βラクタマーゼに対してより安定となったことで，グラム陰性桿菌に対して広域な抗菌活性を有する．各薬剤で差異はあるものの，PEK group, *H. influenza*, *Moraxella*, *Neisseria* sp. に対して第1，2世代セフェムをしのぐ強い抗菌力を有し，さらに *Enterobacter*, *Citrobacter*, *Morganella*, *Serratia* sp. など抗菌薬耐性傾向を示す non-PEK 腸内グラム陰性菌にも抗菌活性を有している．セフタジジム（CAZ）は第3世代セフェムで唯一，緑膿菌に対し抗菌活性を持つ薬剤である．セフォタキシム（CTX）は髄腔内を含む優れた組織移行性を有するため，髄膜炎の治療に用いられる．セフトリアキソン（CTRX）は肝排泄が主体で半減期が約24時間と長いため，1日1回投与が可能であり，中等度感染症の外来管理の適応となる例がある．

　第4世代セフェム系薬は，第3世代の弱点であるメチシリン感受性黄色ブドウ球菌および緑膿菌に対する抗菌力の改善を目標に開発された薬剤であるが，緑膿菌に対しては第3世代の CAZ にやや劣る．広域な抗菌スペクトラムを有するため，発熱性好中球減少症の empiric therapy の選択薬の1つとして位置づけられている．

キノロン系

　キノロン系薬は細菌の DNA ジャイレースおよびトポイソメラーゼⅣに吸着して細菌の DNA 合成を阻害することによって効力を発揮する．一般的にグラム陰性菌に対する抗菌活性は DNA ジャイレースの阻害，グラム陽性菌に対する抗菌活性はトポイソメラーゼⅣの阻害と関連している．

　キノロン系薬はその殺菌的作用，高い生物学的利用率（bioavailability）により経口薬でも十分な血中濃度が得られること，良好な組織移行性，広い抗菌スペクトラムより外来診療などで濫用されやすいが，近年キノロン耐性菌の蔓延が問題となっており，それぞれの薬剤特徴をよく理解し，正しい使い分けや適正使用が重要である．

　キノロン系薬を理解するため，世代ごとに分類する（表12）．

表12 キノロン系薬の分類

世代	略号	抗菌薬名	排泄経路	標的微生物
第1世代	NA	ナリジクス酸	主に腎	*Enterobacteriaceae*
	PA	ピロミド酸		
	PPA	ピペミド酸		
	CINX	シノキサシン		
第2世代 (尿路感染)	NFLX	ノルフロキサシン		*Enterobacteriaceae*
	ENX	エノキサシン		
	LFLX	ロメフロキサシン		
第2世代 (尿路感染以外)	OFLX	オフロキサシン	腎	*Enterobacteriaceae*
	CPFX	シプロフロキサシン	腎・便	*P. aeruginosa*
	FLRX	フレロキサシン	腎	*Chlamydia*
	PZFX	パズフロキサシン	腎	*Legionella*
	PUFX	プルリフロキサシン	腎・肝	*Mycoplasma*
第3世代	LVFX	レボフロキサシン	腎	*Enterobacteriaceae*
	TFLX	トスフロキサシン	腎・便	*Chlamydia*
				Legionella
				Mycoplasma
				Streptococcus
レスピラトリー キノロン	MFLX	モキシフロキサシン	主に便	*Enterobacteriaceae*
	GRNX	ガレノキサシン	腎・便	*P. aeruginosa*
	STFX	シタフロキサシン	腎・便	*Chlamydia*
				Legionella
				Mycoplasma
				MSSA
				Streptococcus
				anaerobes

　第1世代キノロンは，*Proteus mirabilis*, *E. coli*, *Klebsiella* sp. などの腸内細菌科のグラム陰性桿菌が主な標的である．ただし緑膿菌に対する活性はない．グラム陽性球菌および偏性嫌気性菌に対しても抗菌活性は不良である．半減期が短く，臓器移行性は不良である．

　第2世代キノロンは，第1世代からさらにグラム陰性桿菌に対する抗菌スペクトラムが拡大し，緑膿菌だけでなく *Chlamydia* sp., *Legionella* sp., *Mycoplasma* sp., *Ureaplasma* sp. などへの抗菌力を有する．第2世代は

PK-PD (pharmacokinetics-pharmacodynamics) の観点から，主に尿路に排泄され血中濃度が低いために尿路感染症にのみ使用されるグループ（ロメフロキサシン：LFLX，ノルフロキサシン：NFLX，エノキサシン：ENX）と，高い血中濃度と臓器移行を示し尿路以外の臓器の感染症治療に使用可能なグループ（オフロキサシン：OFLX，シプロフロキサシン：CPFX，フレロキサシン：FLRX，パズフロキサシン：PZFX，プルリフロキサシン：PUFX）がある．

第3世代キノロン（レボフロキサシン：LVFX，トスフロキサシン：TFLX）は，第2世代キノロンが有したグラム陰性桿菌，*Chlamydia* sp.，*Legionella* sp. 等の非定型病原体に対する幅広い抗菌スペクトラムを保ちつつ，グラム陽性球菌（MSSA，溶連菌，特に肺炎球菌）に対する活性を有しているのが第2世代との大きな違いである．

レスピラトリーキノロン（モキシフロキサシン：MFLX，ガレノキサシン：GRNX，シタフロキサシン：STFX）は，グラム陰性桿菌に対する抗菌活性は第3世代同様であるが緑膿菌に関しては第2世代に比較してやや劣る．一方グラム陽性球菌に対する抗菌活性は第3世代より改善している．また，嫌気性菌に対してもスペクトラムを広げているのが特徴である．もう1つの特徴として，他世代のキノロンよりも薬剤耐性が出現し難いという点である．

カルバペネム系

カルバペネム系薬の作用メカニズムは他のβラクタム薬と同様に細胞壁の合成阻害である．本薬剤は広域な抗菌スペクトラムかつ強力な抗菌力を有するβラクタム系抗菌薬で，ペニシリン系やセフェム系薬でカバーできないグラム陽性菌，グラム陰性菌，嫌気性菌に対しても抗菌力を有することが最大の特徴である．さらにセフェム系薬に比べて，緑膿菌やシトロバクター属，エンテロバクター属などが産生するAmp-C βラクタマーゼや基質特異性拡張型βラクタマーゼ（extended-spectrum β-lactamase：ESBL）に対してもきわめて安定であり，短時間に強い殺菌力を示す．現在使用できるカルバペネム系薬はイミペネム／シラスタチン（IPM/CS：チエナム），パニペネム／ベタミプロン（PAPM/BP：カルベニン），メロペネム（MEPM：メロペン），ビアペネム（BIPM：オメガシン），ドリペネム（DRPM：フィニバックス）の5種類がある．それぞれの作用機序の詳細は別の書籍など

を参考にしていただきたいが，大まかな違いとしては，IPM と PAPM は他のカルバペネム系薬に比べグラム陽性菌群に強い抗菌力をもち，MEPM と DRPM はグラム陰性菌に対して強い抗菌力をもつといった特徴がある．また，PAPM の *Pseudomonas aeruginosa* に対する抗菌力は弱いため，呼吸器感染症において *P. aeruginosa* が原因菌と判明している場合の使用は推奨されていない．

アミノグリコシド系

アミノグリコシド系薬は，中性 pH で陽性電荷しており，グラム陰性桿菌の外膜に静電的に結合し傷害することで殺菌的に作用する．また，細菌の細胞質内で mRNA の misreading を引き起こすことで細菌の蛋白合成を非可逆的に阻害する．緑膿菌を含む好気性グラム陰性桿菌が最も重要な適応の対象である．

抗菌スペクトラムの特徴から表のごとく 5 つに分類する（表 13）．

アミノグリコシド系薬は水溶性の抗菌薬であり，一般的に腎・尿路系への移行性はきわめて良好，呼吸器系・関節液・胸水や腹水への移行性は良好であるが，肝胆道や髄液への移行は不良である．アミノグリコシド系薬の効果を得るためには薬物血中濃度モニタリング（therapeutic drug monitoring: TDM）による管理が必要で，最高血中濃度（ピーク値）はできるだけ高く，副作用を回避するためには最低血中濃度（トラフ値）はできるだけ低

表 13　アミノグリコシド系薬の分類

	略号	一般名
抗結核菌作用（＋）	SM	ストレプトマイシン
	KM	カナマイシン
抗グラム陰性桿菌作用（＋） 抗緑膿菌作用（－）	FRM	フラジオマイシン
抗グラム陰性桿菌作用（＋） 抗緑膿菌作用（＋）	TOB	トブラマイシン
	AMK	アミカシン
	GM	ゲンタマイシン
	ISP	イセパマイシン
淋菌に適応	SPCM	スペクチノマイシン
MRSA に適応	ABK	アルベカシン

く設定することが重要である．

マクロライド系およびリンコマイシン系

　マクロライド系薬は蛋白合成阻害によりペプチド転移酵素反応を阻害することにより作用する．抗菌スペクトラムは，グラム陽性菌の *S. aureus*, *S. pneumoniae*，グラム陰性菌の *H. influenzae*, *M. catarrhalis* や嫌気性菌群などをカバーしている．βラクタム薬が効かない非定型病原体であるマイコプラズマ，クラミジア，レジオネラなどにも優れた抗菌活性を有している．マクロライド系薬はβラクタム系薬，アミノグリコシド系薬とは異なり，疎水性が高く，組織・組織内への移行が良い点が特徴で，細胞内増殖菌であるレジオネラやクラミジアへの有効性も高い．

　リンコマイシン系薬の作用機序はマクロライド系薬と同様，ペプチド転移酵素反応の阻止による蛋白合成阻害である．*S. aureus*, *S. pneumoniae* などのグラム陽性球菌ならびにペプトストレプトコッカス属や嫌気性菌に良好な活性を有する．ほとんどが肝で代謝され，尿中排泄率は 10％前後である．近年，バクテロイデス属の CLDM 耐性株が多く存在するため腹腔内感染症などバクテロイデス属を対象とした治療を行う際には注意が必要である．*S. pyogenes* による Toxic shock syndrome や壊死性筋膜炎に対し，ペニシリンGと併用することで予後改善が期待できる．

ST 合剤およびテトラサイクリン系，メトロニダゾール

　ST 合剤はスルファメトキサゾールとトリメトプリムをそれぞれ5：1の比で配合した合成抗菌薬で，葉酸合成経路を阻害することで抗菌効果を発揮する．グラム陽性菌，グラム陰性菌さらに原虫などにまで有効であるが，耐性を獲得した菌も多く，臨床的に使用する機会は限定される．*Stenotrophomonas maltophilia*, *Burkholderia cepacia*, *Nocardia asteroides*, *Pneumocystis jirovecii*, *Aeromonas hydrophila* には第1選択である．その他，PCP の治療と予防でも使用される．

　テトラサイクリン系薬は単純拡散と能動輸送で微生物の細胞質内に入り，蛋白合成を阻害する．グラム陽性菌から陰性菌まで幅広く作用し，リケッチア，クラミジア，マイコプラズマのような細胞内寄生病原体やマラリアなどの一部の原虫にも効果があるが，静菌的である．テトラサイクリン系の薬剤

は胆汁に移行し，血清濃度の5〜20倍の濃度に達する．また，胎盤を通過し臍帯血と羊水にも移行し胎児の骨組織や歯牙に蓄積するため妊娠中の投与は避けるべきである．ドキシサイクリン（DOXY）は脂溶性が高く特に副鼻腔への移行が良好とされているが，胸水，骨，皮膚，痰への移行は良くない．ミノマイシン（MINO）はDOXYよりもさらに脂溶性が高く，組織移行が優れており，前立腺，尿道，卵管，皮膚，消化管，喀痰への移行は優れているが，中枢神経系への移行は良くない．チゲサイクリン（TGC）は他のテトラサイクリン系薬に耐性を示すものを含む多くの好気性菌，嫌気性菌に抗菌力を有する．VRE（vancomycin-resistant *Enterococcus*），MRSA，MDRAB（multi-drug resistant *Acinetobacter baumannii*），CRE（carbapenem-resistant *Enterobacteriaceae*）に対しても抗菌力を持ち，本邦では2012年9月に製造販売承認された．しかし，緑膿菌には抗菌活性がなく，適応症は限定的である．

　メトロニダゾールは分子量が小さく，拡散により細胞内に入りフリーラジカルを生じることにより効果を発揮する薬剤で，殺菌的で濃度依存性である．また，中枢神経系を含む全身への分布に優れているので，脳膿瘍やその他の中枢神経系の感染症，嫌気性菌による心内膜炎，菌血症，骨関節感染症，軟部組織感染症，口腔・歯科感染症などにも有効である．メトロニダゾール耐性はまれであり，下部消化管で問題となる*Bacteroides*属の治療に大変有用である．

グリコペプチド系およびオキサゾリジノン系，ダプトマイシン（抗MRSA薬）

　現在日本において承認されている抗MRSA薬は，グリコペプチド系のバンコマイシン（VCM：塩酸バンコマイシン），テイコプラニン（TEIC：タゴシッド），アミノグリコシド系のアルベカシン（ABK：ハベカシン），オキサゾリジノン系のリネゾリド（LZD：ザイボックス）と，リポペプチド系のダプトマイシン（DAP：キュビシン）の5剤がある（表14）．

　グリコペプチド系のVCMとTEICの作用機序は細菌壁合成阻害で，静菌的な作用で，両薬剤ともにTDM（therapeutic drug monitoring）が必要な薬剤である．

　リネゾリドは，細菌の蛋白合成過程の開始段階に作用するが，リボソーム50sサブユニットに結合し，ペプチド合成の開始複合体（70s開始複合体）の形成を阻害するため，従来の蛋白合成阻害薬とは異なる作用機序を有する

表14 抗MRSA薬

	TDM目標値	投与設計
バンコマイシン	トラフ 10～20μg/mL	1回15～20mg/kgを1日2回 （重症例では初回のみ25～30mg/kg）
テイコプラニン	トラフ 15～30μg/mL	初日・2日目は1回400mgを1日2回 （負荷投与） 3日目より1回400mgを1日1回
アルベカシン	ピーク　9～20μg/mL トラフ　　＜2μg/mL	1回200mgを1日1回
リネゾリド	不要	1回600mgを1日2回
ダプトマイシン	不要	1回4～6mg/kgを1日1回 Ccr 30mL/min以下で隔日投与

表15 抗MRSA薬の承認されている適応症

適応症	VCM	TEIC	ABK	LZD	DAP
肺炎・肺膿瘍・膿胸	○	○	○	○	
慢性呼吸器病変の二次感染		○			
敗血症	○	○	○	○	○
感染性心内膜炎	○				○
深在性皮膚感染症・慢性膿皮症		○		○	
外傷・熱傷・手術創の二次感染	○	○		○	
びらん・潰瘍の二次感染					○
骨髄炎・関節炎	○				
腹膜炎	○				
化膿性髄膜炎	○				
MRSAまたはMRCNS感染が疑われる発熱性好中球減少症	○				

ことから，従来のβラクタム系薬，グリコペプチド系薬とは交叉耐性を示さないため，VISAやVRSAにも効果が期待できる薬剤である．本薬剤はTDMが必要ない薬剤でMRSAを含む黄色ブドウ球菌，コアグラーゼ陰性ブドウ球菌，腸球菌（*Enterococcus faecium*），肺炎球菌をはじめとする連鎖球菌などのグラム陽性菌に活性を有する．

ダプトマイシンは，カルシウムイオン存在下で細菌の細胞膜のカリウムイオンを流出させるとともに脱分極させて殺菌的に作用を発揮するといった既存の抗菌薬とは全く異なる作用メカニズムを持つ環状リポペプチドで，グラム陽性菌に対して広域な抗菌スペクトラムを有し，TDMの必要がない薬剤である．

　我が国における各MRSA薬の保険上の適応症を表15に示すが[1]，必ずしもそれぞれの薬剤の有効性に基づくものではない．各薬剤の使い分けに関しては他の書籍を参考にしていただきたいが，組織移行性や患者状況，背景因子などの各要素を考慮して最終的な薬剤選択がなされるべきである．

参考文献
1) 日本化学療法学会, 日本感染症学会. MRSA 感染症治療ガイドライン. 改訂版 2014. 東京: 杏林舎; 2014. p.13-8.

ワンポイントアドバイス

Q1 各系統の抗菌薬の主な特徴は？

A1 ペニシリン系薬，セフェム系薬，カルバペネム系薬，グリコペプチド系薬は細胞壁合成を阻害することにより殺菌作用を示す．作用部位が細胞壁であることより，細胞壁を有さないヒトの細胞には作用しない．
マクロライド系薬，リンコマイシン系薬，テトラサイクリン系薬，アミノグリコシド系薬は蛋白合成阻害によりアミノグリコシド系薬は殺菌的に，その他は静菌的に作用する．
キノロン系薬は細菌のDNAジャイレースやトポイソメラーゼを阻害することにより殺菌的に作用する．
ST合剤は葉酸代謝経路を阻害することにより静菌的に作用する．

〈小林美奈子〉

C 抗菌薬のはじめ方，やめ方

Summary

- ▶感染臓器を特定し，原因微生物を推定してから，抗菌薬投与を開始する．
- ▶感染症と診断した際には，早期に抗菌薬投与を適切な量で開始する．
- ▶疾患により標準的な治療期間がある．CRPの陰性化や白血球の正常化と臨床的治癒は同義ではないため，炎症反応だけで抗菌薬中止の判断をしてはいけない．

　抗菌薬をはじめるか否かは，当たり前ではあるが，感染症か否かの判断が重要である．発熱イコール感染症ではないし，CRPや白血球数の上昇が必ずしも感染症を反映しているわけではない．発熱の原因としては感染症のほか，膠原病などの非感染性炎症性疾患や悪性腫瘍，アレルギー，薬剤熱などがあげられ，抗菌薬の必要な感染症は有熱疾患のほんの一部にすぎないという認識が重要である．また逆に，重症な感染症であるにもかかわらず，発熱を欠くことや，CRPや白血球が正常範囲内であることも臨床上経験する．よって，感染症か否かの判断は，どの臓器が感染症のターゲットになっているのか？　侵入門戸は？　原因微生物は？　など，慎重かつ理論的に行われるべきである．これらの検討の結果，感染症であると判断されたなら，感染臓器や原因微生物，重症度などから抗菌薬選択を行い投与が開始されるべきである．

　抗菌薬投与が開始されたならば，投与開始3～4日後には必ず効果判定を行う必要がある．効果が認められない場合は，安易にスペクトラムの拡大のため投与薬剤の変更もしくは追加をするのではなく，再度感染症か否かの評価を行うことが重要である．

　いったん開始された抗菌薬を止める場合の考え方としては，「CRPの陰性化」や「白血球数が正常化」することイコール「抗菌薬中止可能」ではない．これらの炎症反応が正常化することと，臨床的治癒（clinical cure），

表16 各種感染症の標準的治療期間

感染症	原因菌	治療期間
髄膜炎	肺炎球菌	10〜14日
	インフルエンザ菌	7〜14日
	髄膜炎菌	7日
	リステリア	21日以上
感染性心内膜炎	MSSA	最低6週間
	Viridans Streptococcus	4〜6週間
骨髄炎		最低6週間
腹腔内膿瘍	ドレナージができた場合	5〜7日間
	ドレナージ不良の場合	4〜6週
膀胱炎		3〜5日
腎盂腎炎		7〜14日
市中肺炎	肺炎球菌	最低5日
	レジオネラ	14〜21日
院内肺炎	腸内細菌	7日
	緑膿菌	14〜21日

微生物学的治癒（microbiological cure）は同義ではないという認識が重要である．抗菌薬治療には感染部位，原因微生物により，標準的な治療期間（表16）があるため，この治療期間を終了する時点で臨床的に評価し，安全に終了できるか否かの判断をすることが必要である[1]．

参考文献
1) The Sanford Guide to Antimicrobial Therapy 2015.

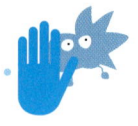

ワンポイントアドバイス

Q1 抗菌薬の投与期間を規定する因子は何ですか？

A1 感染臓器への抗菌薬の移行が良い部位の感染か，ドレナージ効果が期待できるかなどが関連する．例えば，単純性尿路感染であれば抗菌薬の尿路への移行は良く，自然にドレナージされるので3～5日間と比較的短い投与期間でよい．逆に骨髄炎では抗菌薬の移行が不良でドレナージも難しいため，投与期間は最低6週間と長期投与となる．

〈小林美奈子〉

D 予防抗菌薬

Summary
- ▶投与薬剤は CEZ, SBT/ABPC が基本で，嫌気性菌を考慮する場合は CMZ, FMOX もしくは CEZ ＋ MNZ を投与する．
- ▶投与開始のタイミングは手術開始前 1 時間以内とする．
- ▶投与量・再投与は，体重や腎機能によって増量や減量，また薬剤ごとに再投与時間が設定される．
- ▶投与期間は術後 24 時間以内の投与が基本である．

抗菌薬の使用目的は一般的に何らかの感染症に対して使用する，①標的治療，②経験的治療，が主であるが，手術時には SSI 対策の 1 つとして感染が起こっていない状況で投与する，③予防投与がある．

予防抗菌薬の目的

SSI の予防を目的としており，遠隔部位感染を含む SSI 以外の術後感染性合併症は対象としていない．また，予防抗菌薬は組織の無菌化を目標にしているのではなく，付加的に使用することによって術中汚染による細菌量を宿主防御機構でコントロールできるレベルにまで下げるために補助的に使用される．

予防抗菌薬の選択

予防抗菌薬は治療抗菌薬と異なり，ほぼ全手術患者に対し使用されるため，副作用などが少なく安全で安価であることはもちろん，耐性菌出現などの影響が大きいと考えられるため，原則として手術部位に常在する術中汚染菌に活性を有する抗菌薬を選択し，決して術後の感染起因菌までの範囲をターゲットにしてはならない．よって清潔創である手術に対しては皮膚常在

菌を対象とし，一般的に第1世代セファロスポリン系薬のセファゾリン（cefazolin：CEZ）や耐性 *Staphylococcus aureus* 用のペニシリン系薬が推奨される．

　CEZは主に連鎖球菌（*Streptococcus*），メチシリン感受性黄色ブドウ球菌（methicillin-sensitive *Staphylococcus aureus*：MSSA），大腸菌（*Escherichia coli*），肺炎桿菌（*Klebsiella pneumoniae*），プロテウス・ミラビリス（*Proteus mirabilis*）に対し活性があり，狭域である．耐性 *Staphylococcus aureus* 用のペニシリン系薬は，本邦において市販されていないため，その代替薬としてスルバクタム／アンピシリン（sulbactam/ampicillin：SBT/ABPC）が選択される．しかし，SBT/ABPCは嫌気性菌に対し活性を有するため，清潔手術に投与することに関しては意見が分かれるところである．

　消化管手術などの準清潔手術では，胃や腸管内の常在細菌を対象に薬剤選択を行うべきで，セフォチアム（cefotiam：CTM）など第2世代セファロスポリン，第2世代のセファマイシンであるセフメタゾール（cefmetazole：CMZ）やオキサ型のフロモキセフ（flomoxef：FMOX）が選択される．

　CTMは第1世代セファロスポリン系薬に比し抗菌スペクトラムはそれほど広がってはいないが，抗菌力が強化された薬剤である．CMZやFMOXは嫌気性菌にも活性を有するため，大腸などの下部消化管手術でバクテロイデス・フラジリス（*Bacteroides fragilis*）のカバーが必要なときに推奨される．嫌気性菌に活性を有するSBT/ABPCは大腸手術で，標準薬を対象とした臨床試験でも同等性が証明されている[1]．しかし近年，SBT/ABPCの *E. coli* に対する感受性の低下が報告されており[2]，下部消化管手術への使用は注意が必要である．表17に推奨される術後感染予防薬を示すが，現在，日本化学療法学会と日本外科感染症学会が合同で予防抗菌薬のガイドラインを作成中であり，かなり詳細なものになっている．2016年には発表される予定であるため，新ガイドラインが発表された際にはそちらを参照にされたい．βラクタム系薬にアレルギーがある症例では，清潔創ではクリンダマイシン（clindamycin：CLDM）やバンコマイシン（vancomycin：VCM），準清潔創以上ではアミノグリコシド系薬またはフルオロキノロン系薬とCLDMの併用が好ましい．

　ルーチンでのVCMの予防投与は避けなければならないが，手術部位以外の遠隔部位にMRSA感染を有する症例や，術前検査で鼻腔内などへのMRSAのcolonizationが証明された症例では，術後感染予防薬としてVCMの使用を考慮する[3]．また，MRSAによるSSI発生が高率な施設で

表17　予防抗菌薬

手術部位		選択薬	
心臓・血管外科		CEZ	
食道・胃・十二指腸		CEZ	
胆管		CEZ	CTM
結腸・直腸		CMZ FMOX	SBT/ABPC
虫垂（穿孔なし）		CMZ FMOX	SBT/ABPC
頭頸部	副鼻腔・咽頭開放（＋）	CEZ + CLDM	SBT/ABPC
	副鼻腔・咽頭開放（－）	CEZ	
産婦人科	子宮摘出	CMZ FMOX	
	帝王切開	CEZ	SBT/ABPC
整形外科		CEZ	SBT/ABPC
泌尿器	腸管利用（＋）	CMZ FMOX	SBT/ABPC
	腸管利用（－）	CEZ	
乳腺・ヘルニア		CEZ	

は，ICT（Infection Control Team）などの専門家と相談しVCMの予防投与を検討する．

投与タイミング

　執刀時には十分な殺菌濃度を示す血中・組織内濃度が必要であり，Classenらは，皮切0〜2時間前に抗菌薬を投与した群が，それ以前もしくは手術開始後に投与した群のいずれと比較しても，SSI発生率が低率であることを報告している[4]．またSteinbergらは，心臓外科，関節形成術，子宮摘出術の4,472例を対象に検討を行い，術前30分以内の投与が最もSSI発生率が低率であったことを報告している[5]．したがって実際には，麻酔導入時など執刀30分〜1時間前以内に投与されるべきである．本邦では消化器外科を対象とした術後感染予防薬に関するアンケート調査が1994年，2003

年，2008年に行われており，1994年当時は，術前からの投与は19％でしか行われていなかったが[6]，2003年には72％，2008年には97％の施設で術前からの投与が行われるようになっている[7,8]．一般的には，手術開始1時間前以内の投与が推奨されるが，VCMやフルオロキノロン系薬が投与される場合には，120分前に投与を開始する[9]．また特殊な例として，整形外科領域などでターニケットを使用する場合には，駆血5〜10分前に抗菌薬の投与を終了する．帝王切開では，新生児の細菌叢の抑制と耐性菌の選択，新生児のsepsisをマスクしてしまうという観点から臍帯クランプ後に投与するのが一般的であったが，近年，他の手術同様，手術前から投与したほうが分娩後子宮内膜炎や創感染が減少することがメタ解析で証明され[10]，現在では他の手術同様，術前からの投与が推奨されている．

投与量・再投与

推奨される投与量を表18に示す．米国のガイドラインでは日本より高用量投与が推奨されているが，日本人は米国人に比し体格が小さいことより，日本で使用されている通常量で問題ないと思われる．しかし，体重が80kgを超えるような症例に対しては，米国と同等量の投与が推奨される．

追加投与に関しては，術中は抗菌薬の組織内濃度を維持する必要があるため，長時間手術では術中再投与が必要である．再投与のタイミングは，投与薬剤の半減期の倍の時間が目安とされており，薬剤ごとに推奨される再投与時間が異なる（表19）．

表18 1回投与量

抗菌薬	1回投与量 通常	1回投与量 80kg以上
CEZ	1g	2g
CMZ	1g	2g
FMOX	1g	2g
CTM	1g	2g
SBT/ABPC	1.5〜3.0g	3.0g
MNZ	500mg	1000mg
VCM	15mg/kg（最大2g）	
TEIC	400mg（6mg/kg）	

表19 再投与のタイミング

抗菌薬	半減期	再投与時間		
		Ccr ≧ 50	Ccr = 20〜50	Ccr < 20
CEZ	1.2〜2.2 時間	3〜4	8	16
SBT/ABPC	0.8〜1.3 時間	2〜3	6	12
CMZ	1〜1.3 時間	2〜3	6	12
FMOX	50 分	2	5	10
CTM	1 時間	2	5	10
CLDM	2〜4 時間		6	
CPFX	3〜7 時間	8	12	適応外
GM	2〜3 時間	5	薬剤師と相談	適応外
VCM	4〜8 時間	8	16	適応外
TEIC	85.7 時間		12	
MNZ	6〜8 時間		8	

その他，短時間で 1,500mL 以上の大量出血が認められた場合には，再投与時間を待たずに追加投与を行う．

投与期間

欧米では，手術終了後数時間は十分な血中濃度を維持することは必要であるが，それ以降の抗菌薬投与に関しては，臨床試験で SSI 発生に有意差を認めていないことから術後 24 時間を超えての投与は推奨されていない．例外的に心臓手術では胸部外科学会のガイドライン[11]や Surgical Improvement Project（SCIP）では 48 時間投与が推奨されている[12]．一方本邦では多くの手術で 3〜4 日間投与が推奨されてきたが，耐性菌による術後感染リスクが 3 日以上投与で高率となることや，単施設における RCT で 24 時間以内の投与と比較し SSI 発生率に有意差が認められていないことなどより，現時点では多くの通常手術では術後 24 時間以内の投与，インプラント手術や手術侵襲が高い手術では長くても 48 時間までの投与が妥当と思われる．投与期間に関しても，日本化学療法学会と日本外科感染症学会が合同で作成しているガイドラインで術式別など詳細な記載がされる予定となっているため，そちらを参照されたい．術後投与する場合の投与間隔は，治療投与同様セファロスポリン系薬（CTRX を除く）は 8 時間おきとし，腎機能

により適宜調整する.

参考文献
1) Menzel J, Bauer J, von Pritzbauer E, et al. Perioperative use of ampicillin / sulbactam, cefoxitin and piperacillin / metronidazole in elective colon and rectum surgery: a prospective and randomized quality control study in 422 patients. Int J Antimicrob Agents. 1996; 6: S79-82.
2) Paterson DL, Rossi F, Baquero F, et al. In vitro susceptibilities of aerobic and facultative Gram-negative bacilli isolated from patients with intra-abdominal infections worldwide: the 2003 study for monitoring antimicrobial resistance trends (SMART). J Antimicrob Chemother. 2005; 55: 965-73.
3) Gupta K, Strymish J, Abi-Haidar Y, et al. Preoperative nasal methicillin-resistant *Staphylococcus aureus* status, surgical prophylaxis, and risk-adjusted postoperative outcomes in veterans. Infect Control Hosp Epidemiol. 2011; 32: 791-6.
4) Classen DC, Evans RS, Pestotnik SL, et al. The timing of prophylactic administration of antibiotics and the risk of surgical-wound infection. N Engl Med.1992; 30; 326: 281-6.
5) Steinberg JP, Braun BI, Hellonger WC, et al. Triak to Reduce Antimicrobial Prophylaxis Errors (TRAPE) Study Group. Timing of antimicrobial prophylaxis and the risk of surgical site infections: results from the trial to reduce antimicrobial prophylaxis errors. Ann Surg. 2009; 250: 10-16
6) 炭山嘉伸, 横山　隆. 消化器外科手術における抗生剤の使用法をめぐって. 日消外会誌. 1994; 27; 2358-67.
7) Sumiyama Y, Kusachi S, Yoshida Y, et al. Questionnaire on perioperative antibiotic therapy in 2003: postoperative prophylaxis. Surg Today. 2006; 36: 107-13.
8) Kobayashi M, Takesue Y, Kitagawa Y, et al. Antimicrobial prophylaxis and colon preparation for colorectal surgery: Results of questionnaire survey of 721 certified institutions in Japan. Surg Today. 2011; 41: 1363-9.
9) Bratzler DW, Houck PM, Surgical Infection Prevention Guidelines Writers Workgroup. Antimicrobial prophylaxis for surgery: an advisory statement from the National Surgical Infection Prevention Project. Clin infect Dis. 2004; 35: 1706-15.
10) Sun J, Ding M, Liu J, et al. Prophylactic administration of cefazolin prior to skin incision versus antibiotics at cord clamping in preventing postcesarean infectious morbidity: a systematic review and meta-analysis of randomized controlled trials. Gynecol Obstet Invest. 2013; 75: 175-8.
11) Edwards FH, Engelman RM, Houck P, et al. Society of Thoracic Surgeons. The society of thoracic surgeons practice guideline series: antibiotic prophylaxis in cardiac surgery, part I: duration. Ann Thorac Surg. 2006; 81: 397-404.
12) Bratzler DW, Hunt DR. The surgical infection prevention and surgical care improvement projects: national initiatives to improve outcomes for patients having surgery. Clin Infct Dis. 2006; 43: 322-30.

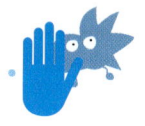

ワンポイントアドバイス

Q1 術前に鼻腔よりMRSAの保菌が判明した大腸がん患者における予防抗菌薬レジメンは？

A1 大腸がん手術での予防抗菌薬は，通常皮膚に常在するグラム陽性菌と腸内に常在するグラム陰性菌と嫌気性菌をターゲットとした抗菌薬選択が行われ，CMZまたはFMOX，もしくはCEZ＋MNZが選択される．術前にMRSAの保菌が証明された場合には，これら通常の予防抗菌薬に抗MRSA薬の併用を考慮する．具体的には手術開始2時間前よりVCMもしくはTEICを投与し，投与終了後，通常の予防抗菌薬の投与を行う．

〈小林美奈子〉

E 薬剤耐性菌

Summary
- 耐性菌は深刻な問題となっている．
- 抗菌薬耐性メカニズムは，①抗菌薬賦活化酵素の産生，②抗菌薬作用点の変異，③抗菌薬の作用点への到達阻害，などが報告されているが，何より耐性菌を防止することが重要である．
- 耐性菌を防止するためには抗菌薬の適正使用が重要である．

　耐性菌は世界的に大きな問題となっている．日本でも耐性菌による院内感染が報道され，医療従事者だけでなく，一般市民の間でも大きな関心事になっている．しかし，耐性菌と感受性菌において，病原性には差がないため病態に差はない，唯一の違いは抗菌薬が効くのか効かないのかという差であり，耐性菌は有効な治療抗菌薬がないもしくは限られているため，感染症が重篤化し，時に不幸な転機となってしまう．

　臨床上問題となっている耐性菌としては，メチシリン耐性ブドウ球菌（methicillin-resistant *Staphylococcus aureus*：MRSA），拡張型基質特異性βラクタマーゼ産生グラム陰性桿菌（extended-spectrum β-lactamase producing gram-negative rods：ESBL-GNR），多剤耐性緑膿菌（multi-drug-resistant *Pseudomonas aeruginosa*：MDRP），カルバペネム耐性腸内細菌科細菌（carbapenem-resistant *Enterobacteriaceae*：CRE）などがある．

　抗菌薬耐性のメカニズムは，基本的に，①抗菌薬賦活化酵素の産生，②抗菌薬作用点の変異，③抗菌薬の作用点への到達阻害（抗菌薬透過性の低下，抗菌薬の能動的排出）の3つであるが，近年，第4のメカニズムとして作用点の保護が報告されている．

　①抗菌薬賦活化酵素の産生の代表例は，βラクタム系薬のβラクタマーゼによる分解である．②抗菌薬作用点の変異は，抗菌薬の標的が変化したために作用できなくなるもので，MRSAにおけるPBP2がPBP2aに変異した

表20 耐性菌を防止するための12ステップ

感染症の予防	Step 1	ワクチン接種
	Step 2	不要なカテーテル類の抜去
診断と効果的な治療	Step 3	治療の目的菌を絞り込む
	Step 4	感染症専門医に相談する
抗菌薬の適正使用	Step 5	抗菌薬の適正使用
	Step 6	薬剤感受性データの活用
	Step 7	コンタミネーションに対し抗菌薬を使用しない
	Step 8	除菌目的に抗菌薬を投与しない
	Step 9	VCMの適正使用
	Step 10	速やかに抗菌薬を中止する
伝播防止	Step 11	患者を隔離する
	Step 12	手指衛生の励行

ため，従来のβラクタム剤に親和性がなくなり，耐性となるなどである．③抗菌薬の作用点への到達阻害は，排出ポンプにより薬剤が効果を出す前に菌外に排出されたり，ポーリンという外膜透過孔が欠損または減少することで薬剤が通過できなくなり耐性となるなどである．

　こういった耐性菌を増やさないための方策として，CDCは2002年に耐性菌防止キャンペーンで，1）ワクチン接種，2）不要なカテーテル類の抜去，3）治療の目的菌を絞り込む，4）感染症専門医に相談する，5）抗菌薬の適正使用について熟知する，6）地域の感受性データを使用する，7）コンタミネーションを治療しない，8）定着・保菌を治療しない，9）バンコマイシンの使用制限を理解する，10）抗菌薬の適切な投与中止，11）患者の隔離，12）感染源の封じ込め，を12のステップとして発表している（表20）．

　1）ワクチン接種，2）不要なカテーテル類の抜去は感染予防で，11）患者の隔離，12）感染源の封じ込めは伝播防止であり，1章で詳しく述べられている．3）治療の目的菌を絞り込む，4）感染症専門医に相談する，5）抗菌薬の適正使用について熟知する，6）地域の感受性データを使用する，7）コンタミネーションを治療しない，8）定着・保菌を治療しない，9）バンコマイシンの使用制限を理解する，10）抗菌薬の適切な投与中止は，正確な感染症診断を行い，感染臓器，感染原因菌を特定し，各施設の薬剤感受性と薬剤の移行性などをもとに抗菌薬を選択する適正使用を行うことであ

り，薬剤耐性を防止するためには抗菌薬の適正使用は絶対に行わなくてはならない必須事項であり，抗菌薬の適正使用とは感受性菌を抑え，耐性菌を出さないことである．

MRSA（メチシリン耐性ブドウ球菌：methicillin-resistant *Staphylococcus aureus*）

MRSAが各種βラクタム系抗菌薬に耐性を示すのは，細胞壁合成酵素である新たなペニシリン結合蛋白2'（PBP2'：penicillin binding protein 2 prime）という新たな酵素を産生するためで，βラクタム系抗菌薬はこのPBP2'に対する親和性が低いため，MRSAの増殖を阻止することができない．このPBP2'の産生をつかさどる遺伝子はmecA遺伝子とよばれ，SC-Cmec上に存在する．

MRSAは医療関連感染を起こす代表的な菌であり，院内で分離される耐性菌として最も分離頻度が高く，2013年の厚生労働省院内感染対策サーベイランスの検査部門の年報によると，検体提出患者の7.48％より分離されたと報告されている[1]．

本邦で現在使用することのできる抗MRSA薬はVCM，TEIC，ABK，LZD，DAPの5種類ある．これらの使い分けなどに関しては日本化学療法学会と日本感染症学会がMRSA感染症の治療ガイドラインを発表[2]しているため，抗MRSA薬を投与する際には是非参考にされることをお勧めする．

ESBL（ESBL産生グラム陰性桿菌：extended-spectrum β-lactamase producing gram-negative rods：ESBL-GNR）

βラクタマーゼ産生により，ペニシリン系，第1世代・第2世代・第3世代・第4世代セフェム系薬およびモノバクタム系薬に耐性を示す．ESBLはβラクタマーゼを分類するAmblerの分類ではクラスAあるいはクラスDに属する．ESBLを産生しうるのは主に腸内細菌科のグラム陰性桿菌（*E. coli*，*Klebsiella*，*Proteus*など）である．

ESBL産生菌の検出頻度は，ヨーロッパのICUにおける*Klebsiella*のESBL保有率に関する調査では，トルコで59％，ポルトガルで49％，ベルギー31％，フランス24％，イタリア17％と報告されている[3]．国内でのESBL産生株は医療施設間でも分布にばらつきがあるが，2000年頃より増

え，*E. coli* の 2.5 ～ 4.3%，*K. pneumoniae* の 0 ～ 3.1%，*Proteus mirabilis* の 10.6 ～ 16.7%程度であると報告されている[4, 5]．

　ESBL の治療の第 1 選択としてカルバペネム系抗菌薬の使用が勧められる．感染症の程度が軽症・中等症で，感受性が保たれていればCPFXなどのキノロン系薬が選択肢となり，特に尿路感染症では適していると思われる．オキサセフェム系のラタモキセフ，フロモキセフ，βラクタマーゼ阻害剤との合剤であるタゾバクタム／ピペラシリンは感受性が保たれていることがしばしばあるが，摂取菌量が多くなると効果は十分でないため，一般的にカルバペネム系薬以外のβラクタム薬は使用しない．

MDRP（多剤耐性緑膿菌：multidrug resistant *Pseudomonas aeruginosa*）

　MDRP について世界的に統一された定義が存在するわけではない．我が国ではカルバペネム系薬，アミノグリコシド系薬，およびキノロン系薬の 3 種類に耐性を示す *P.aeruginosa* を多剤耐性緑膿菌とし，感染症法の 5 類感染症としている（IMP > 16 μg/mL，AMK > 32 μg/mL，CPFX > 4 μg/mL）．

　本邦では緑膿菌の 1.0 ～ 7.2%がメタロβラクタマーゼ産生の MDRP であることが報告されている[4, 5]．

　MDRP の治療で重要なことは，まずは保菌か感染かを見極め，保菌であれば抗菌薬を投与すると，さらなる耐性化を引き起こしてしまうため，抗菌薬投与は行わず感染管理を十分に行った上で経過観察をする．感染の場合は抗菌薬治療を行う．抗菌薬選択に関しては，ブレイクポイント・チェッカーボード・プレート（BC プレート）を使用し，コリスチン（colistin）を含めて相乗効果のある抗菌薬の組み合わせを見出して投与抗菌薬を選択するが，抗菌薬治療を始める際には，必ず ICT や感染症専門医に相談することをお勧めする．

CRE（カルバペネム耐性腸内細菌科細菌：carbapenem-resistant *Enterobacteriaceae*）

　CRE はカルバペネマーゼを産生しカルバペネム系薬に耐性となった腸内細菌科細菌で，これまで IMP 型，VIM 型，NDM 型などメタロβラクタマーゼのグループと，KPC 型，OXA-48 型などセリン型カルバペネマーゼ

のグループが報告されている．本邦においては2014年9月に感染症法施行規則改正により，カルバペネム耐性腸内細菌科細菌感染症が5類全数把握疾患に追加され，2014年12月の国立感染症研究所のホームページ上で開示されている届出状況では，2014年38週から44週までに，113例の届出があったと報告されている．

　肺炎や尿路感染，腹腔内感染の原因菌として多い *E. coli* や *Klebsiella* 属菌など腸内細菌科細菌が，切り札的抗菌薬であるカルバペネム系抗菌薬に耐性を獲得しているのみならず，他の系統のフルオロキノロン系薬やアミノグリコシド系の薬剤にも耐性を獲得していることが多く，感染症を引き起こすと治療が難しくなる．さらにグラム陰性菌のためエンドトキシンを産生し，血液中に侵入して敗血症を起こした場合，エンドトキシンショックや多臓器不全を誘発し，症状の重篤化や予後の悪化につながること，腸内細菌科のため，ヒトの腸内に長く定着する性質があること，カルバペネマーゼ遺伝子はプラスミド上に存在するため，腸内細菌科の他菌種にまで水平伝達され耐性化を引き起こすことがあり，近年，大変問題になっている．

　CRE感染症に対する治療は定まった指針やガイドラインはなく，MDRP同様まずは保菌か感染かを見極め，保菌であれば抗菌薬を投与すると，さらなる耐性化を引き起こしてしまうため，抗菌薬投与は行わず感染管理を十分に行った上で経過観察をする．感染の場合は抗菌薬治療を行う．抗菌薬選択に関しては，ブレイクポイント・チェッカーボード・プレート（BCプレート）を使用し，相乗効果のある抗菌薬の組み合わせを見出して投与する．抗菌薬治療を始める際には，必ずICTや感染症専門医に相談することをお勧めする．

参考文献
1) 厚生労働省．院内感染対策サーベイランス検査部門公開情報（2013年報）http://www.nih-janis.jp/report/open_report/2013/3/1/ken_Open_Report_201300.pdf
2) 日本化学療法学会, 日本感染症学会. MRSA感染症治療ガイドライン　改訂版2014. 杏林舎. 2014. p.13-8.
3) Livermore DM, Yuan M. Antibiotic resistance and production of extended-spectrum β lactamases amongst *Klebsiella* spp. From intensive care units in Europe. J Antimicrob Chemother. 1996; 38: 409-24.
4) 山口惠三, 大野　章, 石井良和, 他. 2004年に全国77施設から分離された臨床分離18639株の感受性サーベイランス. Jpn J Antibiot. 2006; 59: 428-51.
5) 山口惠三, 石井良和, 岩田守弘, 他. Meropenemを含む各種注射用抗菌薬に対する2006年臨床分離株の感受性サーベイランス. Jpn J Antibiot. 2007; 60: 344-77.

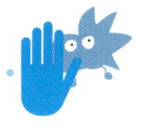

ワンポイントアドバイス

Q1 薬剤感受性試験でCMZに感受性のあるESBL産生菌による感染症の場合，治療抗菌薬の選択は？

A1 セファマイシン系であるCMZはESBL産生菌の多くがsusceptibleと判断されるため，治療薬として有用ではないかとの意見があるが，臨床的な使用についての報告は限られており，第1選択薬としての使用は勧められないのが現状である．ESBL産生菌の治療の第1選択薬はカルバペネム系薬である．

〈小林美奈子〉

索 引

あ行

アミノグリコシド系	91
アルコール性手指消毒薬	16, 18
安全機能付き器具	38
アンダー手袋	53
遺残膿瘍	60
5つのタイミング	20
医療エリア	20
医療関連感染	13
院内感染	13
エプロン	24
黄色ブドウ球菌	45
オーバー手袋	53
オキサゾリジノン系	93

か行

ガウン	4, 24
加硫促進剤	53
カルバペネム系	90
患者ゾーン	20
感染制御	3
感染臓器	96
起因病原体	7
キノロン系	88
逆行性感染	58
禁煙	49
空気感染	2, 4
空気予防策	2, 7
グリコペプチド系	93
経路別予防策	4, 7
血液体液曝露	30
血液媒介性病原体	32
血糖コントロール	49

原因器材	35, 36
健常でない皮膚	10
効果判定	83
抗菌縫合糸	67
行動変容	21
高濃度酸素	67
ゴーグル	25
個人防護具	23

さ行

サージカルマスク	5, 24, 27
サーベイランス	48
再投与	102
擦式アルコール製剤	52
産褥熱	14
脂肪壊死	72
シャワー浴	50
手指衛生	12, 29
手指消毒	13
手指消毒薬	12
手術時手洗い	47
遵守率	12, 16, 19
職業感染	32
職業感染制御研究会	35
除毛	50
真皮縫合	61
深部切開創 SSI	70
石炭酸	14
接触感染	2, 4
接触予防策	2, 7
セフェム系	86
臓器 / 体腔 SSI	71

索 引　113

■た行

体液	10
体温	66
耐性菌	106
防止キャンペーン	107
ダプトマイシン	93
手洗い	13
手荒れ	18
データ収集	76
適正使用	82
テトラサイクリン系	92
手袋	4, 23
糖尿病	49
投与期間	103
投与タイミング	101
投与量	102
ドレーン	47
感染	57
留置率	58

■な行

粘膜	10

■は行

針刺し切創	30
針捨てボックス	38
バンコマイシン	46
汎発性腹膜炎	84
皮下膿瘍	60
鼻腔保菌	65
ヒト免疫不全ウイルス	32
非複雑性虫垂炎	84
飛沫感染	2, 4
飛沫予防策	2, 7
標準予防策	6, 7
表層切開創 SSI	69
標的治療	83
ピンホール	53
フィードバック	73, 78
フェイスシールド	25
腹腔内感染症	82
ベースライン	77
ペニシリン系	85
ベンチマーキング	77
縫合針	38
縫合不全	60
母子感染	31
保湿剤	19

■ま行

マクロライド系	92
ムピロシン	44
メトロニダゾール	92
眼の防護	39

■や行

予防抗菌薬	99
予防的ドレーン	60
予防投与	99

■ら行

リスク因子	42
リスクインデックス	42
リンコマイシン系	92

■わ行

ワークシート	74

■欧文

AAMI	54
AAMI レベル	55
ASA 分類	43
A 群連鎖球菌	45
B 型肝炎	33
B 型肝炎ウイルス	32
CDC ガイドライン	44
CRE	109

C型肝炎	31	N95マスク	25, 28
ESBL	108	N95レスピレータ	5
HIV	33	NHSN	70
JHAIS	73	ST合剤	92
MDRP	109	SUD	63
MRSA	108		

外科医のための
インフェクションコントロール　　　ⓒ

発　行	2016年4月15日　1版1刷
編著者	森　兼　啓　太
発行者	株式会社　中外医学社
	代表取締役　青　木　　滋

〒162-0805　東京都新宿区矢来町62
電　話　　(03)3268-2701(代)
振替口座　　00190-1-98814番

印刷・製本/三和印刷(株)　　　＜MS・YT＞
ISBN978-4-498-05046-4　　　Printed in Japan

JCOPY ＜(株)出版者著作権管理機構 委託出版物＞

本書の無断複写は著作権法上での例外を除き禁じられています．
複写される場合は，そのつど事前に，(社)出版者著作権管理機構
(電話 03-3513-6969, FAX 03-3513-6979, e-mail: info@jcopy.
or.jp)の許諾を得てください．